Inhaltsverzeichnis

Über den Autor

Thomas Retzler ist seit mehr als 20 Jahren als Psychologe und Therapeut tätig. Dabei hat er vielen Geschäftsleuten und Privatpersonen geholfen, die unter Stress, Angstzuständen, Komplexen und Depressionen litten. Daneben hat er sich auch ein weiteres Standbein als Coach im Bereich der Persönlichkeitsentwicklung aufgebaut.

Sein Studium, seine langen Jahre der Praxis, seine eigene Lebenserfahrung und seine Recherchen im Bereich der Psychologie und Persönlichkeitsentwicklung haben ihn zu einem Experten gemacht. Dabei erreichte er seine Erfolge bei seinen Patienten und den Hilfesuchenden durch sein Einfühlungsvermögen, Verständnis und die Übertragung seiner eigenen Erfahrung.

In diesem Buch möchte Thomas Retzler den Kreis derer, denen er helfen kann, ausweiten, so dass Sie damit Ihre Situation und ihre emotionale Lage rechtzeitig verbessern können. Dabei gelingt es ihm, die Philosophie aus Japan mit der westlichen Wissenschaft kombiniert einfach verständlich darzulegen und so einen praktischen Ratgeber zu kreieren.

Sie können nun an dem Wissen und der umfangreichen Erfahrung von Thomas Retzler teilhaben. Lesen Sie mit offenem Herzen dieses Buch durch und übertragen Sie die gebotenen Hilfestellungen entsprechend auf Ihr Leben.

Vorwort

Wir alle haben ein Leben. Darin gibt es eine Tätigkeit, ein Einkommen, ein soziales Umfeld und natürlich wir selbst. All das sollte sich in einem Gleichgewicht befinden, welches den eigenen Werten entspricht. Darüber finden wir unser Glück und unsere Motivation, jeden Morgen erneut aufzustehen und uns in die Herausforderungen des Lebens zu stürzen.

Befindet sich unser Leben jedoch nicht im Gleichgewicht, dann erkennen wir das an unseren Gefühlen. Diese sind ein Warnsignal und zeigen uns, dass uns etwas fehlt. Was das im Detail ist, ist von Person zu Person unterschiedlich. Dabei können zwei Menschen theoretisch genau das gleiche Leben führen, doch der eine ist unglücklich, währen der andere absolut zufrieden ist.

Während wir Menschen grundsätzlich eine Natur teilen, unterscheiden wir uns in der individuellen Ausprägung erheblich voneinander. Das bedeutet auch, dass das, was den einen erfreut, dem anderen Stress bereitet.

Was wir brauchen, um uns den Herausforderungen des Lebens zu stellen, ist Motivation. Das ist der Wunsch, der uns antreibt, und die Energie, die uns tatsächlich vorwärts gehen lässt. Die Motivation wiederum ergibt sich daraus, dass unser Leben für uns lebenswert erscheint.

Wir alle haben unsere eigenen Probleme. Haben wir Motivation, dann verfügen wir auch über die Energie, diese anzugehen, und den Wunsch, sie zu lösen. Dann fällt uns alles leicht und wir sehen den Sonnenschein.

Wenn wir dagegen über keine Motivation verfügen, dann fällt uns alles schwer. Wir verbrauchen Energie dafür, uns zu überwinden und für jeden Schritt auf dem Weg. Wenn unsere Batterien dann leer sind, stehen wir vor einem Leben, welches wir innerlich ablehnen und uns fragen, warum.

Die japanische Philosophie des Ikigai weist und einen Weg, unsere eigenen Werte zu entdecken. Damit bekommt unser Leben einen Sinn und dieser Sinn ist es, der uns motiviert. Das heißt, darüber bekommen wir die Energie, die uns alles erleichtert und die uns Freude an unserem Leben gibt. Wie Sie diese Energie auch in sich wachrufen, erfahren Sie auf den folgenden Seiten.

Einleitung

Sie möchten innere Ruhe finden? Sie möchten glücklich sein? Sie sind mit Ihrem Leben unzufrieden? Sie leiden unter Stress? Dann wird es Zeit, etwas zu ändern und dieses Buch wird Ihnen die Richtung weisen.

Wir alle leiden unter der Hektik der heutigen Zeit. Auch ist es nicht unsere Natur, in einer Betonwüste zu leben und es hilft auch nicht, einem Job nachzugehen, dessen Früchte wir nicht sehen. Da ist es kein Wunder, dass immer mehr Menschen hierzulande die Frage stellen, warum sie diesen Stress hinnehmen und warum sie nicht glücklich sind.

Das Problem ist, dass viele hierzulande keine Antwort auf diese Frage finden können. Sie suchen nach einer Lösung, die ihnen immer wieder entgleitet. Anstatt an die Wurzeln des Problems zu gehen, wird an den Symptomen gearbeitet. Damit wird jedoch das Problem nicht gelöst, sondern nur zeitweise verdeckt, bis es umso stärker seinen Weg in unser Leben zurückfindet.

Auf unserem wunderschönen, blauen Planeten gibt es viele unterschiedliche Kulturen. Diese alle haben ihre eigenen Werte, Glauben und ihre eigene Motivation. Wenn Sie in unserer Kultur keinen positiven Wert für Ihr Leben erblicken, dann wird es Zeit, sich die anderen Kulturen anzusehen.

In Japan gibt es eine Insel mit dem Namen Okinawa. Dort werden die Leute oft mehr als 100 Jahre alt. Das liegt nicht an einer seltsamen Medizin, an dem Wasser oder der Luft. Das liegt einfach daran, dass diese Menschen weniger Stress empfinden und glücklicher sind. Nicht umsonst heißt es, dass Glück der beste Arzt ist.

Mit der japanischen Philosophie des Ikigai können Sie Ihr Bewusstsein erweitern. Das erlaubt es Ihnen, den Sinn des Lebens für sich ganz persönlich zu finden. Mit dieser Selbsterkenntnis gelangen Sie zur inneren Ruhe, die Sie für ein zufriedenes Leben benötigen.

„In dem Augenblick, in dem ein Mensch den Sinn und den Wert des Lebens bezweifelt, ist er krank."
Sigmund Freud

Ikigai – Die japanische Philosophie zur Selbsterkenntnis auf einen Blick

Hinter dem Begriff „Ikigai“ steckt die japanische Philosophie über den Sinn des Lebens. Wer diesen findet, findet auch seine persönliche Ruhe und darüber hinaus das eigene Glück. Als Hilfe präsentiert Ihnen das Ikigai eine Reihe von Fragen, die Sie bei der Suche nach dem Sinn Ihres persönlichen Lebens leiten.

Ikigai als Philosophie

Jede Philosophie beschäftigt sich mit einer ganzheitlichen Betrachtung des Lebens. Unter Einbeziehung aller Teile soll dabei dessen Sinn abgeleitet werden. Das kann einmal auf alle Menschen als übergeordneter Sinn verstanden werden oder als eine persönliche Einstellung zum Leben und die Sichtweisen, die damit verbunden sind.

Das heißt, dass das Ikigai versucht, eine allgemeine Betrachtung zu vermitteln. Von dieser als Basis ausgehend, wird dann über Fragetechniken versucht, diese allgemeine Erkenntnis auf die individuellen Menschen zu übertragen.

Möchten Sie das Ikigai verstehen und anwenden, reicht es nicht, die Philosophie als Ganzes zu verstehen, sondern es muss auch die Kultur dahinter verstanden werden. Das Ikigai kommt aus Japan. Damit folgt diese Philosophie japanischen Werten und Denkweisen. Für einen Japaner sind beide sehr leicht zu verstehen, denn er spricht die Sprache, kennt die Geschichte und lebt die Kultur. Für eine Person aus dem hiesigen Sprach- und Kulturraum ist das jedoch eine ganz andere Angelegenheit.

Das Verständnis und die erfolgreiche Anwendung des Ikigai in Deutschland bzw. Europa und Nordamerika setzt dagegen voraus, dass dessen Ansatz, Schlüsse und Gedanken auf unsere Denkweisen übertragen werden. Wir sind es gewöhnt, Probleme auf unsere Weise zu analysieren und anzugehen und ebenso auch mit unseren Mitmenschen umzugehen.

Zu versuchen, unsere Kultur und unsere gewohnten Vorgehensweisen zurückzulassen und auf die japanischen Varianten umzuschalten, führt nur zu Widerstand in uns selbst. Daher sollten Sie von Anfang an die Idee des Ikigai zwar annehmen, doch diese immer im hiesigen Kontext verstehen. Damit bietet sie einen Leitfaden, wie wir hier in unserem Alltag den Sinn des Lebens und unser Glück bzw. unsere Ruhe finden können.

Unser Leben heute

Tatsächlich unterscheidet sich das sichtbare Leben heute in Europa auf den ersten Blick recht wenig von dem Leben in Japan. In beiden verbringen wir viel Zeit mit unserem Smartphone oder unserem Computer. Das hat erhebliche Effekte auf uns.

Wir erleben heute an einem Tag mehr, als unsere Vorfahren in einem ganzen Leben.

Der erste Effekt ist, dass wir heutzutage an einem einzelnen Tag mehr Informationen aufnehmen, als eine Person vor 500 Jahren in ihrem ganzen Leben. Dieser Überlastung, die wir kreieren, sorgt für eine ständige Nervosität. Wir wollen sehen, was geschieht und mehr Informationen aufnehmen. Sobald wir nicht mit dem Internet verbunden sind, fühlen wir uns allein und rastlos. Sobald wir jedoch online unterwegs sind, versinken wir in diese Welt und verschwinden praktisch aus der echten Welt um uns herum.

Der zweite Effekt ist, dass wir uns selbst ständig unter einen zeitlichen Druck setzen. Wir wollen mehr Zeit online verbringen, daher hetzen wir uns bei allen anderen Aktivitäten ab, nur um die eine oder andere Minute zu gewinnen, die wir dann wieder am Computer oder Smartphone verbringen können.

Der dritte Effekt ist der psychologische Druck, unter den wir uns selbst setzen. Wir wollen Anerkennung von anderen. Also posten wir etwas auf Instagram oder Facebook und überprüfen ständig, ob wir bereits Likes und Shares bekommen haben.

Der vierte Effekt ist der psychologische Druck, unter den wir gesetzt werden. Wir sehen die Posts online und vergleichen uns mit diesen. Leider ist der Vergleich nicht fair. Sie machen Bilder und posten diese, wenn sie glücklich sind. Wir schauen sie uns an, wenn wir uns allein oder gelangweilt fühlen und wollen dann erleben, was sie erleben. Wir fühlen uns nicht gut genug, weil ihr Leben so viel besser als das unsrige aussieht.

Werbung suggeriert uns, unglücklich zu sein, damit wir konsumieren.

Dann ist da noch die Werbung, der wir ständig ausgesetzt sind. Ja, ja, jeder denkt, dass ihn die Werbung nicht erreicht, doch sie tut es. Dabei suggeriert sie uns ständig, dass wir unglücklich sind und dieses oder jenes kaufen müssen, um uns besser zu fühlen. Das heißt, wir sind ständig unglücklich und im Stress, um noch mehr Geld zu verdienen und noch mehr zu kaufen, was uns am Ende nicht glücklich macht.

Es gibt aber auch offensichtliche Unterschiede zwischen unserer westlichen Kultur und der Kultur Japans. So leben Japaner oft noch in einem Haushalt, in dem mehrere Generationen vereint sind. Oft arbeiten sie viele Stunden nach dem offiziellen Feierabend, weil es die Firma von ihnen erwartet. Danach gehen sie noch mit dem Boss aus, damit sie nicht gefeuert werden.

Dazu kommen die weniger offensichtlichen Unterschiede zwischen Japan und Deutschland. So gibt es in der japanischen Sprache ein Wort für Selbstmord, der einzig aufgrund der Überlastung der Arbeit begangen wurde. Wir sind zum Glück noch nicht so weit in unserem Land.

Wie man hier also ablesen kann, ist die japanische Kultur und damit Philosophie nicht eins zu eins übertragbar, doch es gibt Ansätze, die ein Übertragen erlauben. Dabei geht es darum, uns von dem zu befreien, was uns belastet und uns dem zu widmen, was uns hilft.

Die Bedeutung von Ikigai

Der Begriff „Ikigai“ ist eine Zusammensetzung aus den japanischen Wörtern „iki“ und „gai“. Ersteres bedeutet übersetzt „Leben“ und letzteres „Wert“. Die Philosophie dreht sich darum, dem eigenen Leben einen Wert zu geben, es lebenswert zu machen.

Genauer lässt sich das Ganze damit vergleichen, dass wir am Morgen aufwachen. Wir wissen, dass an diesem Tag neue Probleme auf uns zukommen werden. Wir werden Stress haben und wir werden oft überfordert sein. Selbst wenn der Tag ein Sonntag ist, wissen wir doch, dass der Montag schon bald kommt und seine neuen Probleme und Sorgen für uns bereithält.

Jeden Morgen sind wir motiviert, einfach nur liegenzubleiben und alles zu ignorieren. Dennoch stehen wir auf und stürzen uns in die neuen Probleme, die auf uns zukommen. Für den einen ist das nicht einmal eine Entscheidung wert. Er freut sich auf den Tag und geht die Dinge an. Für den anderen sind die Probleme einfach zu viel und er schleppt sich nur so dahin.

Wer glücklich ist und ein lebenswertes Leben führt, steht am Morgen gerne auf und geht die Dinge an.

Was ist der Unterschied zwischen beiden Personen, dem, der voll Freude aufsteht und der, der sich einfach nur dahinschleppt und am liebsten liegenbleiben würde? Der Unterschied ist die Motivation. Diese ergibt sich nach dem Ikigai daraus, dass wir unserem Leben einen ganz individuellen Sinn geben, es wertvoll machen. Dann haben wir etwas, wonach wir streben können und das uns antreibt, die Dinge anzugehen und die Probleme zu lösen.

Richtig verstanden, ist das Ikigai, der Sinn des Lebens, welcher es lebenswert macht, der Schlüssel zu mehr Ruhe und einem glücklichen Leben. Die japanische Kultur gilt als eine Kultur der Weisheit und es ist weltweit bekannt, dass die Bewohner der japanischen Insel Okinawa die glücklichsten Menschen sind. Sie alle folgen der Philosophie des Ikigai und können damit über 100 Jahre alt werden.

Die vier Säulen des Ikigai

Die innere Balance und Ruhe ergeben sich nach der Lehre dieser Philosophie aus 4 Bereichen, 4 Säulen. Damit finden wir unseren ganz persönlichen Grund, der unserem Leben einen Wert verleiht und es lebenswert macht.

Das heißt, das Ikigai erlaubt es jedem einzelnen von uns, für sich zu entscheiden, warum er lebt und was er in seinem Leben erreichen möchte. Damit finden wir unsere Motivation und darüber unsere Energie, immer weiterzumachen und am Ende glücklich zu sein.

Das Ikigai anzuwenden, gelingt nicht über Nacht. Sie brauchen dafür Geduld und Sie müssen einige persönliche Fragen ehrlich beantworten. Haben Sie die Antworten gefunden, können Sie danach Ihr Leben ausrichten und für sich das ganz persönliche Glück finden.

- Die erste Säule: Finden Sie das, was Sie gerne tun.
- Die zweite Säule: Geben Sie etwas, was die Welt von Ihnen ganz persönlich braucht.
- Die dritte Säule: Finden Sie etwas, mit denen Sie Geld verdienen können.
- Die vierte Säule: Finden sie etwas, das Ihren Talenten entspricht und in dem Sie sehr gut sind.

Diese vier Säulen bilden jeweils einen Kreis. Wo sich die Kreise schneiden, befindet sich Ihr persönlicher Weg zu Ihrem persönlichen Glück. Jeweils zwei der Bereiche kombiniert, bildet Ihre Orientierung:

- Mit der ersten und zweiten Säule kombiniert, finden Sie Ihre Mission für Ihr Leben
- Mit der zweiten und dritten Säule kombiniert, finden Sie Ihre persönliche Berufung für Ihr Leben
- Mit der dritten und vierten Säule kombiniert, finden Sie Ihren Traumberuf
- Mit der vierten und ersten Säule kombiniert, erkennen Sie Ihre persönliche Leidenschaft

Mit den 4 Säulen Ihr persönliches Ikigai finden

Mit den 4 Säulen das eigene Ikigai zu finden, beginnt damit, sich viel Zeit an einem ruhigen Ort zu nehmen. Dort kann man die individuellen Antworten finden und sich auch überlegen, wie sich diese umsetzen lassen.

Für das Umsetzen wiederum heißt es, noch mehr Zeit mitzubringen. Hier gilt, der Weg ist das Ziel. Der Wert, den wir mit dem Ikigai finden, gilt als Richtungsweise für unser Leben. Es dann entsprechend auszurichten, gibt uns Erfüllung, auch wenn dir am Ende nicht alle Ziele erreichen.

Die erste Säule: Finden Sie das, was Sie gerne tun.

Möchten Sie wirklich finden, was Sie lieben, gibt es eine Reihe von Fragen, die Sie sich stellen können. Diese weisen Ihnen die Richtung:

1. Was begeistert Sie besonders?
2. Was können Sie immer wieder tun, ohne dass Sie dabei die Lust daran verlieren?
3. Was hat Ihnen bereits als Kind Spaß gemacht?
4. Worüber reden Sie gerne?
5. Was können Sie sich vorstellen, dass Sie den ganzen Tag ohne zu ermüden tun können?

Seien Sie bei den Antworten ehrlich, denn andernfalls würden Sie sich nur selbst belügen. Überlegen Sie lange und gründlich und seien Sie auch bereit, die Antworten mit der Zeit zu ändern. Wir alle entwickeln uns und verändern uns dabei.

Die zweite Säule: Geben Sie etwas, was die Welt von Ihnen ganz persönlich braucht.

Die zweite Säule scheint sehr überragend zu sein, doch wir alle kennen die Probleme der Welt bzw. in unserem Umfeld. Wir alle wissen auch, dass wir mit kleinen Beiträgen viel erreichen können. Das gilt vor allem dann, wenn wir damit als Beispiel fungieren und andere zum Nachmachen animieren. Um zu wissen, was Sie ganz persönlich der Welt geben können, beantworten Sie diese Fragen:

1. Was erfüllt Sie mit Sinn?

2. Was entspricht Ihren persönlichen Werten?
3. Was soll an Sie erinnern, wenn es Sie nicht mehr gibt?
4. Was würde fehlen, wenn Sie nicht da wären?
5. An welcher Stelle oder welcher Person würden Sie am meisten fehlen?

Auch hier gilt, bei der Beantwortung langsam und mit viel Zeit vorzugehen. Darüber hinaus ist es hier ebenso richtig, dass sich Antworten mit der Zeit ändern können. Daher sollten die Fragen ruhig mehrmals im eigenen Leben gestellt werden.

Die dritte Säule: Finden Sie etwas, mit denen Sie Geld verdienen können.

Wir alle brauchen Geld, um zu leben. Es kommt nicht unbedingt darauf an, reich zu sein. Wer jedoch mehr Geld hat, kann mehr bewegen und hat mehr Freiheiten. Umgedreht haben viele Leute, die reich sind, aber auch mehr Probleme. Daher kommt es auch hier wieder auf das persönliche Gleichgewicht an. Stellen Sie sich diese Fragen, um zu sehen, wie Sie Ihr Geld verdienen können:

1. Was ist Ihr normaler Beruf?
2. Gibt Ihnen Ihr Beruf ein ausreichendes Einkommen?
3. Stehen Ihnen weitere Einnahmequellen zur Verfügung?

Die erste Frage ist sehr leicht zu beantworten. Die zweite Frage jedoch weniger. Oftmals denken wir, wir haben nicht genügend Geld, denn wir wollen ständig konsumieren. Dieses Konsumverhalten macht uns jedoch oftmals nicht glücklich, daher können Sie es einfach reduzieren. Das wiederum verringert die Menge des benötigten Geldes. Dazu kommen in der dritten Frage viele neue Einnahmequellen, die uns heute dank des Internets zur Verfügung stehen.

Die vierte Säule: Finden sie etwas, das Ihren Talenten entspricht und in dem Sie sehr gut sind.

Einige von uns vergessen schnell ihre Talente. Andere vermuten ihre wahren Talente an der falschen Stelle. Daher ist es besser, sich einfach mal mit den folgenden Fragen selbst zu überprüfen, was wir besonders gut können:

1. Was ist Ihr persönliches Talent?
2. Sind Sie darin besser als die meisten anderen?
3. Haben Sie eine Ausbildung erhalten?
4. Kennen Sie andere, die ebenfalls gut darin sind?
5. Haben Ihnen andere bestätigt, dass Sie gut in der Sache sind?
6. Haben Sie andere, vielleicht vergessene oder ungewöhnliche, Fähigkeiten?

Schritt für Schritt zum persönlichen Ikigai

Niemand wird auf Anhieb alle Fragen beantworten können. Schlimmer noch, viele werden sie als Druck wahrnehmen. Manch einer wird denken, er hat etwas falsch gemacht. Andere werden befürchten, dass sie ihr ganzes Leben ändern müssen.

Jeden Tag machen wir neue Erfahrungen. Das allein ist schon ein Erfolg, denn jede Erfahrung bringt uns weiter.

Tatsächlich haben wir jedoch nicht unser ganzes Leben etwas falsch gemacht. Stattdessen haben wir uns menschlich verhalten und versucht, den Weg des geringsten Widerstandes zu finden. Das ist ganz normal und für den einen funktioniert es sehr gut und für den anderen weniger. Was wir aber auf jeden Fall gewonnen haben, sind Erfahrungen. Diese Erfahrungen sind unheimlich wertvoll und haben Sie an diesen Punkt geführt, an dem Sie sich über die japanische Philosophie des Ikigai informieren. Das heißt, Sie haben es bereits weit gebracht und wollen es noch weiterbringen.

Das persönliche Ikigai zu finden und das eigene Leben danach auszurichten, heißt also nicht, das bisherige Leben abzulehnen, sondern es weiterzuentwickeln. Die Veränderungen, die danach anstehen, sind die Weiterentwicklung, die sich nach und nach im Rahmen der eigenen

Möglichkeiten umsetzen lassen. Allein das Arbeiten daran wird Ihnen Glück und Ruhe bringen, denn nun haben Sie etwas, für die sich das Arbeiten und die Anstrengung lohnt.

Oft werden wir bei der Beantwortung der Fragen auch von unseren momentanen Stimmungen beeinflusst. Darum ist es wichtig, dass Sie sie sich mehrmals stellen und so tatsächlich die richtigen Antworten finden.

Geld spielt in unserem Leben eine große Rolle, doch genau das ist auch das Problem. Viele Menschen wollen viel Geld erhalten, doch sie übersehen, dass Geld keine Motivation und kein Zweck an sich ist. Darum scheitern sie.

Geld ist ein Mittel zum Zweck. Die Motivation, das Ziel für unser Leben, ist das, was wir mit dem Geld erreichen wollen. Das heißt, dass das Geld auch im Ikigai eine nachrangige Rolle spielt. Es geht darum, die eigenen Werte zu finden, den eigenen Grund, zu leben. Dann folgt das Geld insofern, als es für das Umsetzen der Werte von Bedeutung ist. Dabei sollten Sie auch bedenken, dass keine der Fragen darauf hinausläuft, etwas zu kaufen oder wie viel Sie verdienen. Verschwenden Sie also keinen Gedanken daran.

Dem Ikigai zu folgen, heißt, unser Leben zu erweitern und es zu verbessern, und nicht, zu konsumieren.

Seien Sie ehrlich bei den Antworten und das unbedingt und ohne Rücksicht. Wenn Ihr Wert darin besteht, faul in der Sonne zu liegen, dann ist das eben genau so. Gestehen Sie sich das ein und erfüllen Sie sich Ihren Traum. Vielleicht entdecken Sie auch, dass es danach noch mehr Träume gibt. Nehmen Sie jedoch keine Wertigkeiten vor und folgen Sie dem, was sie motiviert und Ihnen Energie gibt.

Wenn es um die Talente und das Etwas geht, was Sie gerne tun, kommt es nicht darauf an, darin perfekt zu sein. Sie können noch immer lernen und sich verbessern. Es geht nur darum, was Ihnen gefällt und bereits leichter von der Hand geht.

Das Ikigai sofort umsetzen

Es gibt im Ikigai mehr als nur die 4 Säulen und die Fragen, die damit verbunden sind. Es ergeben sich daraus einige sehr einfache Leitlinien, die Sie sofort befolgen können. Dann haben Sie direkt einen besseren Start und können sich alle Zeit nehmen, die Sie brauchen, um die Fragen zu beantworten.

Träumen Sie jeden Tag in Ihrem Leben.

Die erste Regel ist es, niemals mit dem Träumen aufzuhören. Nehmen Sie sich dafür viel Zeit und genießen Sie es. In Ihren Träumen können Sie sich vorstellen, wie ein perfektes Leben für Sie aussieht und es bereits erleben, bevor Sie es in Ihrem echten Leben erreichen. Damit haben Sie immer genügend Energie, an der Umsetzung zu arbeiten und Sie wissen auch, ob es wirklich das Richtige ist. Bilden Sie sich die Traumwelten so genau wie möglich. Desto mehr Motivation werden Sie dadurch erhalten.

Bleiben Sie immer aktiv. Lehnen Sie sich nicht nur zurück und lassen Sie das Leben an Ihnen vorbeiziehen. Selbst das Liegen in der Sonne ist eine Aktivität. Wenn es das ist, was Sie lieben, dann ist es die richtige Aktivität für Sie und Sie sollten Sie ohne Schuldgefühle ausleben.

Zeigen Sie Fürsorge für sich selbst. Achten Sie darauf, dass es Ihrem Geist und Ihrem Körper gut geht. Dazu gehört auch, dass Sie Stress vermeiden. Umgeben Sie sich mit Menschen, in deren Nähe Sie sich wohlfühlen und genießen Sie einfach.

Seien Sie auch für kleine Dinge dankbar. Sie sind es, die das Leben jeden Tag ein wenig besser machen. Verbringen Sie viel Zeit in der Natur, denn wir Menschen brauchen sie, um Energie zu tanken. Seien Sie neugierig und hören Sie nie auf, zu lernen und sich für Neues zu begeistern.

Zwischenfazit

Das Ikigai ist eine japanische Philosophie, die sich darum dreht, das zu finden, was unser Leben lebenswert macht. Dabei geht es um einen höheren Wert, der für uns persönlich von Bedeutung ist. Das heißt, wir folgen unserem individuellen Sinn für das Leben.

Die japanische Philosophie basiert auf dem japanischen Denken. Um es für uns umzusetzen, müssen wir es in unseren Kontext und in die heutige Zeit übertragen. Dabei stellen wir uns eine Reihe von Fragen, die es uns erlaubt, unseren Wert für das Leben zu finden. Darüber hinaus gibt es uns einfache Regeln, nach denen wir sofort unser Leben ausrichten können.

"Die höchste Form des Glücks ist ein Leben mit einem gewissen Grad an Verrücktheit."
Erasmus von Rotterdam

Die erste Säule des Ikigai – Finden Sie das, was Sie gerne tun

Um das Leben lebenswert zu machen, ist es wichtig, das zu tun, was Sie gerne tun, was Sie auch wirklich tun wollen. Das ist leicht gesagt, doch oft genug wissen wir gar nicht, was wir gerne tun oder wir wagen es nicht, es uns einzugestehen. Manchmal müssen wir jedoch einfach einmal so verrückt sein und uns ehrlich eingestehen, was wir wirklich tun möchten. Dann sind Sie Ihrem persönlichen Glück bereits einen großen Schritt näher.

Bereits Steve Jobs hat festgestellt, dass wir nur dann eine großartige Arbeit leisten können, wenn wir lieben, was wir tun. Das heißt, die Leidenschaft für das, was wir tun bringt uns weiter. Das macht auch Sinn, denn sie ist ein wichtiger Motivator und nur wer motiviert ist, geht die Dinge immer wieder an.

Es geht jedoch nicht nur darum, produktiv zu tun oder eine großartige Arbeit zu leisten. Wer etwas tut, was er nicht mag, muss in jedem Moment Energie aufbringen, um voranzukommen. Wir zwingen uns förmlich, die Arbeit zu erledigen. Das aber kostet uns und die Kosten bezahlen wir, wenn wir schlapp sind, gestresst und am Morgen einfach nicht mehr aufstehen wollen.

Unsere Leidenschaft gibt uns Energie und beflügelt uns.

Wenn wir dagegen lieben, was wir tun, dann kostet die Arbeit uns keine Energie. Stattdessen beflügelt sie uns, denn sie treibt uns an und gibt uns Energie. Dann müssen wir uns nicht überwinden und wir sind am Abend nicht abgeschlafft. Wir stehen auch nicht unter Stress. Stattdessen sehen wir Herausforderungen, überwinden sie und wir sind wahrlich beflügelt von unserem eigenen Erfolg.

Heute leben wir in einer unvorstellbaren Freiheit. Wir verdienen auch bei scheinbar schlechten Jobs so viel, dass wir uns eine Wohnung und ein Auto leisten können. Was für uns selbstverständlich ist, würde uns in einem anderen Land direkt in die Schicht er Reichen befördern.

Ein solches Einkommen erlaubt es uns, Wissen zu sammeln, Möglichkeiten zu entdecken und der Karriere zu folgen, die wir möchten. Unsere Bildung ist kostenlos und es gibt eine Menge von Angeboten, herauszufinden, was wir mögen und den Job zu bekommen, den wir uns wünschen. Ebenso ist der Schritt in die Selbstständigkeit, wenn wir das gern tun würden, hierzulande kaum riskant und in vielerlei Hinsicht einfach umzusetzen.

Dennoch aber folgen nur wenige von uns ihrer Leidenschaft und bezahlen den Preis dafür. Jeden Tag sind sie am Abend müde und abgespannt. Sie beschweren sich über ihre Arbeit und würden sie einfach nur vergessen. Damit ist jede Minute, die mit der Arbeit in Verbindung steht, einfach nur eine verschwendete Zeit. Das muss jedoch nicht so sein.

Warum wir nicht unserer Leidenschaft folgen

Im Wesentlichen halten uns zwei Gründe davon ab, unserer Leidenschaft zu folgen:

1. Der erste Grund: Wir wissen nicht einmal, was unsere Leidenschaft ist.
2. Der zweite Grund: Wir haben Angst, unserer Leidenschaft zu folgen.

Viele von uns leben ihr Leben einfach nur so dahin. Sie richten sich ein, finden sich mit der Situation ab oder folgen den Vorgaben anderer. Da sind unsere Eltern, die uns in einen Beruf drängen. Da sind Freunde, die uns von einem Beruf abraten. Da sind unsere eigenen Ängste, die uns sagen, wir sollten es nicht versuchen. Wir könnten scheitern, uns übernehmen oder einfach nur glücklich sein.

Nicht der Leidenschaft zu folgen, heißt jedoch, eines Tages zu sterben und niemals glücklich gewesen zu sein. Es heißt auch, niemals richtig gelebt zu haben. Unsere Arbeit nimmt den größten Teil unseres Lebens ein, auch wenn es mathematisch nicht so aussieht.

Nehmen wir eine 35 Stunden Woche, die sich viele Wünschen, aber nicht viele haben. Darin arbeiten wir von Montag bis Freitag jeweils 7 Stunden. Dazu kommt eine Stunde Mittagspause, die wir mit unseren Kollegen oder in der Nähe der Arbeit verbringen. Dabei reden wir über die Arbeit oder denken an sie. Das sind dann schon 8 Stunden. Dazu müssen wir eine Stunde zur Arbeit fahren und eine Stunde für den Heimweg einrechnen. Das sind dann schon 10 Stunden.

Nach der Arbeit erledigen wir noch einige Wege, die wir aufgrund der Arbeit nicht früher erledigen konnten. Dazu kommt, dass wir für die Arbeit früh aufstehen und uns dafür vorbereiten. Das sind noch einmal eine Stunde vor und nach der Arbeit. Damit sind wir schon bei 12 Stunden am Tag. Weitere 8 Stunden schlafen wir und die restlichen 4 Stunden verbringen wir damit, uns über die Arbeit zu ärgern.

Am Samstag versuchen wir dann zu leben, auch wenn uns noch immer der Stress der Arbeit ärgert und am Sonntag sind wir schlecht gelaunt, weil der Montag vor der Tür steht. Das heißt, unser gesamtes Leben dreht sich um unsere Arbeit. Wenn wir dann aber nicht das tun, was wir wollen, werfen wir unser Leben wortörtlich weg.

Gerade weil unsere Arbeit unser ganzes Leben überschattet, müssen wir darauf achten, das zu tun, was wir mögen, sprich, dass wir unserer Leidenschaft folgen. Dann dreht sich unser Leben darum, was wir lieben, nicht darum, was wir jeden Tag ein wenig mehr ablehnen.

Der Sinn des Lebens

Den Sinn unseres Lebens zu finden, ist nicht das Gleiche, wie den Sinn des Lebens zu finden. Das kleine Wörtchen zwischen dem Sinn und dem Leben macht einen großen Unterschied. Bevor wir uns dem Sinn Ihres persönlichen Lebens widmen, werfen wir doch erst einmal einen Blick auf den Sinn des Lebens.

Es kommt nicht auf den Sinn des Lebens an, sondern den Sinn Ihres Lebens.

Der Sinn des Lebens ist für Sie tatsächlich irrelevant. Warum? Weil er global ist bzw. das ganze Universum umfasst. Darin sind Sie nur eine klitzekleine Figur, weniger als das Blinken eines Auges, und wer möchte das schon sein.

Um den Sinn des Lebens zu beschreiben, gibt es eine Reihe von Blinkwinkeln, die man dafür nutzen kann. Einige überschneiden sich und andere sind radikal anders. Die Wahrheit ist jedoch, dass sich die meisten absolut nicht einig darüber werden können. Das ist nur ein weiterer Grund dafür, dass der Sinn des Lebens für Sie irrelevant ist.

Ein Vorschlag für den Sinn des Lebens kommt aus der Religion. Danach sollen wir dahingehen und uns mehren. Das heißt, wir sind nur dafür auf dieser Erde, um Nachkommen zu zeugen. Hilft Ihnen dieses Wissen, glücklich zu sein? Vielleicht dahingehend, dass es Ihnen eine Verantwortung gibt und vieler Verantwortungen enthebt. Mal abgesehen vom Heiraten und Kinderkriegen, gibt es jedoch keinen Hinweis.

Ein anderer Vorschlag kommt aus der Biologie. Diese besagt, dass der Sinn des Lebens darin besteht, dass wir Nachkommen haben, denn nur so entwickeln wir unsere Spezies. Gut, auch das hilft Ihnen nicht, auch wenn es mit der Religion übereinstimmt, es sei denn, dass Sie bereits allein damit glücklich sind, Mutter oder Vater zu werden.

Der letzte Vorschlag, den wir uns anschauen wollen, kommt aus der Physik. Danach existiert alles Leben nur dafür, Energie zu verbrauchen, denn das Universum strebt nach dem Zustand der geringsten Energie. Folgen Sie dem, dann müssen sie tüchtig heizen, Ihren Fernseher laufen lassen und viel mit dem Auto unterwegs sein. Ob das jedoch zu mehr Glück in Ihrem Leben führt, ist fraglich. Daher schauen wir auf das Ganze weniger global und mehr individuell.

Mit Ihrer Leidenschaft zu Ihrem Sinn des Lebens

Folgen Sie Ihrer Leidenschaft, dann folgen Sie dem Sinn Ihres Lebens. Aus der Religion gesehen, folgen Sie dem, wozu Sie von Ihrem Schöpfer berufen wurden. Aus der Sicht der Biologie erreichen Sie Erfolg, wodurch Sie einen Partner finden und Nachkommen zeugen.

Aus der Sicht der Physik verbrauchen Sie tüchtig Energie. Aus Ihrer persönlichen Sicht sind Sie jedoch glücklich und darauf kommt es an.

Wenn Sie Ihrer Leidenschaft folgen, können Sie das tun, was Ihnen gefällt. Sie werden Spaß an der Arbeit haben, Energie davon bekommen und Sie werden die Welt ein klein wenig verändern. Dabei spüren Sie ein inneres Glühen und das allein ist es bereits wert.

Es kommt also darauf an, das zu erkennen, was Sie zum Glühen bringt. Dann können Sie Ihre Fähigkeiten nutzbringend einsetzen und zugleich für sich, aber auch für andere, viel erreichen. Wenn Sie sich nun fragen, was Ihre Leidenschaft ist, können Sie beruhigt sein. Die Antwort liegt bereits in Ihnen vergraben. Sie müssen sie nur finden. Das gelingt Ihnen, wenn Sie sich allein Zeit nehmen und ohne Ablenkung darüber nachdenken.

Wahrscheinlich werden Sie am Anfang noch denken, dass Sie nicht wissen, was Ihre Leidenschaft ist. Das stimmt jedoch nicht. Sie haben bereits ein Leben geführt, in welchem Sie viele Erfahrungen gesammelt haben. Diese weisen Ihnen den Weg, denn Sie zeigen Ihnen, was Ihnen im Leben fehlt, was Sie gemocht haben und auch, was Sie eigentlich ablehnen.

Schauen Sie zurück

Die Antwort auf die Frage, was Ihre Leidenschaft ist, steckt bereits in Ihnen. Erinnern Sie sich an die Erfahrungen, bei denen Sie einfach glücklich waren. Finden Sie Höhepunkte in Ihrer Vergangenheit, die Ihnen zeigen, was für Sie von Bedeutung ist. Finden Sie eine Arbeit, die damit in Verbindung steht.

Es kommt jedoch nur zu leicht vor, dass wir solche offensichtlichen Erinnerungen einfach vergessen. Das gilt besonders dann, wenn wir danach suchen. Daher sollten Sie sich Zeit nehmen und ruhig über mehrere Tage verteilt darüber nachdenken. Erzwingen Sie nichts und die Antwort kommt von allein zu Ihnen.

Ihr Unterbewusstsein wird Ihnen zeigen, was Ihre Leidenschaft ist.

Wenn Sie sich die Frage stellen und nun Zeit geben, wird Ihr Unterbewusstsein für Sie arbeiten. Es wird Ihre Erinnerungen durchforsten und Ihnen bald die Antwort eingeben. Sie brauchen nur Geduld dafür.

Mehr Wissen ist immer besser

Je mehr Sie wissen, desto mehr Möglichkeiten kennen Sie. Manch eine Leidenschaft entwickelt sich einfach aus etwas, das Sie zwar gesehen oder wovon Sie gelesen, was Sie aber nicht selbst erlebt haben. In einem solchen Fall suchen Sie danach, was Sie begeistert hat, wenn Sie davon erfuhren und worüber Sie ständig nach mehr Informationen suchen. Gibt es ein Thema, über das Sie viel auf YouTube, auf Google oder einfach nur im Fernsehen suchen? Dann ist das sehr wahrscheinlich Ihre Leidenschaft.

Träumen Sie

Viele Ideen entdecken wir, indem wir träumen. Häufig haben wir bereits ein Thema, das wir mögen. Nehmen Sie sich dann die Zeit, darüber zu träumen. Denken Sie über eine Tätigkeit nach, die damit in Verbindung steht und die Sie ausüben könnten. Erfüllt sie Sie mit einem guten Gefühl, dann ist das Ihre Leidenschaft.

Eine Liste

Ein wenig einfacher ist es, mit einer Liste bzw. mit zwei Listen zu arbeiten. Auf der ersten schreiben Sie alle Ihre Fähigkeiten auf. Auf der zweiten notieren Sie Ihre Interessen. Wichtig ist hier wieder, sich viel Zeit zu lassen. Dabei kommen Ihnen viele neue Ideen und Sie können die Listen immer mehr erweitern.

Seien Sie auch hier ehrlich und versuchen Sie gerade bei Ihren Fähigkeiten nicht, sich zurückzuhalten. Falsche Schüchternheit bringt Sie nicht weiter. Ihre Fähigkeiten festzuhalten, ist kein Eigenlob, sondern eine realistische Selbsteinschätzung.

Die Fähigkeiten, die Sie sich notieren, müssen auch nicht alle streng auf Berufe begrenzt sein. Auch das beste Schnäppchen zu finden oder Leute einzuschätzen, ist eine Fähigkeit. Ersteres erlaubt es Ihnen, ein Einkäufer bei einer Modemarke zu werden und letzteres macht aus Ihnen einen guten Personalmanager.

Oft reicht das Niederschreiben schon, um die richtigen Ideen zu finden. Wenn nicht, dann schauen Sie, wo sich beiden Listen überschneiden. Träumen Sie darüber und finden Sie heraus, ob es das Richtige für Sie sein kann.

Respektieren Sie sich selbst

Nehmen Sie sich Zeit bei den Listen und überhaupt dafür, über Ihre Leidenschaft nachzudenken. Setzen Sie sich nicht unter Druck. Respektieren Sie sich selbst und erkennen Sie, wie wichtig es ist, die richtige Antwort zu finden. Wie schnell Sie diese finden, ist dagegen unwichtig.

Es kommt darauf an, Ihre wahre Leidenschaft zu finden, nicht, schnell etwas zu finden.

Wenn Sie sich Zeit lassen, denken Sie dabei nicht an Minuten oder Stunden, sondern an Wochen und Monate. Nehmen Sie sich auch selbst so ernst, dass Sie jede Idee, die Sie haben mögen, dabei immer wieder überprüfen. Wie? Indem Sie sie träumen und dabei entdecken, ob es tatsächlich das Feuer in Ihnen weckt oder eventuell doch nicht die Leidenschaft ist, nach der Sie suchen.

Sie haben bereits viele Jahre gelebt und werden noch viele mehr auf dieser Welt verbringen. Daher kommt es nicht darauf an, schnell vorzugehen. Seien Sie auch bereit, Ihre Antwort zu ändern, wenn Sie merken, dass Ihre Leidenschaft eventuell nicht das war, was sie dachten.

Ebenso ist es möglich, dass sich die Dinge um Sie herum ändern. Dann war Ihre Leidenschaft vielleicht tatsächlich das Wahre, doch sie ist einfach erloschen. Zwingen Sie sich dann nicht, an einem alten Traum festzuhalten, sondern seien Sie bereit, diesen zu ändern.

Zwischenfazit

Unser Leben dreht sich um unsere Arbeit, ob wir das akzeptieren oder nicht. Daher ist es besser, einer Tätigkeit nachzugeben, die uns mit Leidenschaft erfüllt, als unser Leben wegzuwerfen. Dank unserer Erfahrung, unserem Wissen und unseren Träumen können wir herausfinden, was unsere Leidenschaft ist. Dabei sollten wir uns ruhig Zeit lassen und auch bereit zu sein, zu ändern, was unsere Leidenschaft ist. Dann können wir ein glückliches Leben mit viel Energie führen.

„Unser Schicksal hängt nicht von den Sternen ab, sondern von unserem Handeln."

William Shakespeare

Die zweite Säule des Ikigai – Geben Sie etwas, was die Welt von Ihnen ganz persönlich braucht

Wenn wir leben, möchten wir auch, dass unser Leben einen Sinn hat. Dieses Mal geht es jedoch nicht einfach nur um uns persönlich und unsere Leidenschaft. Jetzt geht es um den Sinn des Lebens, das, was wir dem Leben geben können, das die Welt von uns braucht.

Der Sinn des Lebens, für den wir geben

Nehmen wir uns noch einmal den Sinn des Lebens vor. Dieser besteht nach der Religion und Biologie darin, uns zu vermehren und nach der Physik, Energie zu verbrauchen. Das ist nicht wirklich hilfreich, wenn es darum geht, den Sinn des Lebens zu finden, der es uns erlaubt, persönlich etwas zu geben.

Niemand möchte nutzlos sein. Wir alle möchten etwas zur Gemeinschaft beitragen.

Es muss also einen weiteren Sinn des Lebens geben, der es uns erlaubt, sinnvoll zu sein, sprich, uns nützlich zu machen. Dabei bringt die Frage danach fast schon die Antwort. Wir alle lehnen Menschen ab, die einfach nur vor sich hinleben und dabei nichts geben. Das heißt also, dass das Kinderkriegen und das Verbrauchen von Energie nicht ausreichen, wenn es darum geht, etwas zu geben, was von uns gebraucht wird.

Der Sinn des Lebens in unserer Natur

Es muss noch einen weiteren Sinn des Lebens geben und dieser muss in unserer Natur liegen. Das lässt sich gut an einigen einfachen Gründen ablesen. Als erstes gibt es einfach viel zu viele Leute, die nach dem Sinn des Lebens fragen. Zweitens bewundern wir die Menschen, die etwas zur Verbesserung der Gesellschaft beitragen. Ja, wir selbst fühlen uns gut, wenn wir anderen helfen. Damit ist uns das persönliche Geben von etwas, das von uns gebraucht wird, von Natur aus bereits eingegeben.

Man kann sich das Ganze auch von einer anderen Perspektive aus ansehen. Wir alle haben heute viel mehr Möglichkeiten, ein interessantes Leben zu führen, als alle unsere Vorfahren zusammengenommen. Wir haben mehr Entertainment, eine bessere Bildung, bessere Medizin, viel mehr Komfort und wir fühlen uns unglücklich.

Ein wichtiger Grund hinter diesem Gefühl, unglücklich zu sein, liegt daran, dass die Beiträge, die wir leisten, immer kleiner werden, obwohl sie größer werden. Das klingt nun ein wenig widersinnig, doch es lässt sich leicht erklären.

Wenn ein Bauer vor hunderten von Jahren seine Ernte eingefahren hat, konnte er damit nur sich und seine Familie ernähren und vielleicht noch ein wenig gegen Güter eintauschen. Das meiste jedoch blieb direkt auf dem Bauernhof und wurde dort verbraucht. Damit ist sein Beitrag absolut gesehen sehr viel kleiner als heute.

Heute sind wir alle Meister der Produktivität. Indem wir immer kleinere Bereiche innerhalb eines großen Ganzen übernehmen, erledigen wir damit immer mehr. Ein Unternehmen wie Mercedes hat eine fast schon unüberschaubare Anzahl an Mitarbeitern. Sie alle nehmen nur klitzekleine Teilschritte einer Arbeit vor und am Ende werden genügend Autos hergestellt, um sie in die ganze Welt zu verkaufen. Der Beitrag des Einzelnen ist also viel größer, weil wir damit die Versorgung von viel mehr Menschen ermöglichen.

Der Beitrag des Bauern zu seinem Erfolg ist jedoch viel größer, denn er übernimmt alle Arbeitsschritte selbst oder im Zusammenwirken mit seiner Familie. Damit bleiben zwar die Produkte fast alle auf dem Bauernhof, aber auch der Erfolg.

Der Mitarbeiter von Mercedes dagegen sieht keinen Erfolg. Er ist zwar an einem großen Unternehmen mit einem sehr großen Erfolg beteiligt, doch er sieht nicht, was er dazu beiträgt. Selbst dann, wenn er es sehen könnte, wäre der Beitrag verschwindend gering, so dass er nicht fühlt, dass er die Welt ein klein wenig besser gemacht hat.

Wir alle wollen die Welt verbessern.

Wir Menschen wollen von Natur aus einen Beitrag leisten und wir wollen sehen, dass dieser Beitrag Früchte trägt. Nur dann fühlen wir uns gebraucht, wichtig und gut. Wir brauchen einen Sinn, der zugleich für alle gilt, wir für uns persönlich. Er muss alle betreffen, denn wir machen das Leben aller oder zumindest vieler Menschen besser. Zugleich müssen wir zu dem Sinn einen Beitrag leisten können, der sichtbar ist und wahrgenommen wird.

Die Frage nach dem Sinn des Lebens

Oftmals wundern wir uns, was wohl der Sinn des Lebens ist. Dabei stellen wir jedoch die falsche Frage. Der Sinn des Lebens ist schnell erklärt und wurde hier schon mehrfach angesprochen. Er läuft einfach auf das Zeugen von Nachkommen und den Verbrauch von Energie heraus. Das aber hilft uns nichts, denn wir haben tatsächlich nicht in unserem Inneren danach gefragt.

Wer es vermag, die richtige Frage zu stellen, hat damit schon die halbe Antwort gefunden.

Was wir wirklich fragen, ist, was wir zu einer besseren Welt beitragen können. Dann bekommt unser Leben einen Sinn, weil wir das Allgemeine, den Sinn für alle, mit unserem Geben, dem Sinn für uns, verbinden.

Anstatt jedoch danach zu fragen, was wir zu einer besseren Welt beitragen können, fragen wir nach dem großen Plan, dem verborgenen Zweck des Lebens. Wieso? Oftmals kommt das einfach danach, dass wir die Antwort einfach nicht hören wollen.

Wer die Frage danach stellt, was wir geben können, das andere von uns brauchen, läuft Gefahr. Wer richtig nachdenkt, wird oftmals etwas finden, das noch so klein sein mag, das er aber beitragen kann. Dieses etwas kann schon allein darin bestehen, den Hausmüll zu trennen und freundlich zu den Nachbarn zu sein.

Die Gefahr besteht jedoch darin, sich selbst als unbedeutend zu sehen. Wer den Hausmüll trennt und einfach nur nett zu seinen Nachbarn ist, geht bestimmt nicht in die Annalen der Geschichte ein. Er wird vergessen werden und das heißt, er ist unbedeutend.

Das ist jedoch nicht wahr und beruht auf einem falschen Eindruck. Wir alle sind ein kleiner Teil einer großen Gesellschaft. Indem wir ein gutes Leben vorleben und sei es auch nur dadurch, dass wir ein klein wenig geben, haben wir die Chance, an etwas Großem teilzunehmen. Das Große, das ist die Entwicklung der Menschheit zu einem besseren Morgen. Wer an etwas Großem teilhat, macht es möglich und ist damit selbst ganz groß.

Was Sie geben können

Es wäre schön, gäbe es die Antwort, den Sinn des Lebens, dem alle folgen. Dann könnten wir uns einfach in den Plan einreihen und uns treiben lassen. Das hieße aber auch, tatsächlich die Antwort nach dem großen „Warum?“ zu finden, für die wir zwar Ideen haben, aber keine definitive Aussage. Stattdessen müssen wir uns aufraffen und für uns selbst entscheiden. Wir müssen die Verantwortung dafür übernehmen, selbst herauszufinden, was der Sinn des Lebens für uns sein muss.

Zum Glück müssen wir aber nicht so weit gehen. Tatsächlich hilft Ihnen auch hier Ihre eigene Lebenserfahrung. Sie haben gesehen, welche Missstände Ihnen nicht gefallen und Sie haben sich gut gefühlt, wenn Sie geholfen haben.

Nun können Sie anführen, das hilfsbereite Menschen ausgenutzt werden. Damit liegen Sie nicht falsch, doch tatsächlich empfinden hilfsbereite Menschen ein Glücksgefühl. Das heißt, sie haben auch davon profitiert und sollten nicht unglücklich darüber sein.

Für Sie heißt das nun, einfach Ihrer Natur zu folgen bzw. Ihrer Erfahrung zu vertrauen. Finden Sie etwas auf der Arbeit oder in Ihrer Freizeit. Leisten Sie einen kleinen Beitrag und seien Sie einfach der Held in Ihrer Nachbarschaft. Dafür reicht es tatsächlich, den Müll zu trennen und zu den Nachbarn freundlich zu sein. Haben Sie damit angefangen und fühlen Sie sich gut, finden Sie bestimmt noch den einen oder anderen Beitrag, den Sie leisten können.

Dabei geht es nicht darum, all Ihr Geld zu spenden und all Ihre Freizeit zu opfern. Ganz im Gegenteil. Geben Sie nur das, was Sie ohne Probleme geben können und sei es eben nur die Freundlichkeit, mit der Sie andere grüßen. Dann haben Sie bereits einen großen Beitrag geleistet. Vergessen Sie auch nicht, dass Sie mit Ihrer Arbeit ebenfalls einen Beitrag leisten bzw. als Hausfrau oder Hausmann den Beitrag Ihres Partners ermöglichen.

Zwischenfazit

Es kommt nicht darauf an, einfach nur den Sinn des Lebens zu finden. Wichtiger ist es, einen eigenen Beitrag zu einer positiven Entwicklung der Welt zu leisten. Dafür reicht es schon, eine eigene Arbeit zu haben, den Müll zu trennen oder zu den Nachbarn freundlich zu sein. Seien Sie ein Vorbild und bald werden Ihnen andere folgen.

„Nur eins beglückt zu jeder Frist: Schaffen, wozu man geschaffen ist“
Paul Heyse

Die dritte Säule des Ikigai – Finden Sie etwas, mit denen Sie Geld verdienen können.

Es scheint so profan, sich damit beschäftigen zu wollen, womit Sie Ihr Geld verdienen können, wo es hier doch um Glück und innere Ruhe geht. Es wird jedoch gerne übersehen, dass sich unser Leben um unsere Arbeit dreht und diese wiederum dazu dient, ein Einkommen zu erhalten.

Wenn wir einer Tätigkeit nachgehen, die uns nicht befriedigt, sondern im Gegenteil stresst, sind wir nicht in der Lage, unseren inneren Frieden zu finden. Ebenso sind wir nicht in der Lage, unseren inneren Frieden zu finden, wenn wir kein Einkommen haben.

Die persönliche Freiheit

Wir brauchen Geld, um zu leben. Wir müssen unsere Miete bezahlen, unser Essen kaufen und dann sind da noch die vielen anderen Dinge, die wir brauchen oder zu brauchen meinen. Das heißt, Geld ist essenziell.

Zugleich ist Geld aber auch ein Mittel zur Freiheit. Dabei geht es aber nicht um den Konsum, an den jetzt viele Leser denken werden. Stattdessen geht es hier um die Arbeit. Wer genügend Geld auf dem Bankkonto hat, hat die Freiheit, eine unerwünschte Arbeit abzulehnen.

Ebenso ist Geld ein Türöffner. Damit können Sie Bücher kaufen, um Ihr Wissen zu erweitern. Sie können einen Lehrgang finanzieren, eine Reise unternehmen und andere Kulturen kennenlernen oder sich einfach entspannt zurücklehnen.

Neben dem Geld ist aber auch die Arbeit ein Türöffner. Viele Jobs verlangen eine Ausbildung, sie bieten aber auch Weiterbildungen an. Dazu kommen bestimmte Tätigkeiten, wie zum Beispiel ein Content Writer, die daraus bestehen, Wissen zu absorbieren und in neuer Form wiederzugeben. Das heißt, hier werden Sie bezahlt, um Ihren Horizont zu erweitern.

Eine Tätigkeit ist oft auch eine Chance, mehr zu lernen, sich selbst zu verbessern und seine Wünsche zu verwirklichen.

Das heißt aber auch, dass die Arbeit ein Schlüssel zur Freiheit ist. Sie nimmt einen so großen Teil unseres Lebens in Anspruch, dass Sie bei der Auswahl Ihrer Tätigkeit sehr verantwortungsvoll vorgehen sollten. Mit dem falschen Job bringen Sie viel Negatives zu sich selbst. Mit dem richtigen Job dagegen können Sie lernen, sich erweitern, reisen, neue Dinge kennenlernen und noch vieles mehr.

Die Zeiten des Internets haben es ermöglicht, dass wir alle mehr von der Welt wissen können, als es jemals zuvor möglich ist. Darüber können wir zugleich auch viele neue Jobs finden, die uns vorher verwehrt wahren:

- Sie wollen etwas Gutes tun? Werden Sie ein Lehrer in einem Entwicklungsland.
- Sie wollen die Welt sehen? Werden Sie ein Crewmitglied auf einer Yacht oder ein Flugbegleiter.
- Sie wollen viel lernen? Schreiben Sie ein Buch. Recherchieren Sie dafür und veröffentlichen Sie es online.
- Sie wollen mehr Geld verdienen? Machen Sie sich vollständig oder teilweise selbstständig und bestimmen Sie, wie viel Geld Sie verdienen. Bieten Sie Ihren Service online an und erreichen Sie Kunden auf der ganzen Welt.
- Sie wollen Geld verdienen, während Sie faul am Strand liegen? Bauen Sie sich ein passives Einkommen auf und genießen Sie den Geldfluss.

Sie können sich eine Arbeit aussuchen, die Ihnen gefällt. Lassen Sie sich nicht von einem ungeliebten Job gefangen halten.

Was aber, wenn Sie bereits einen Job haben, den Sie nicht mögen? Sie haben sich in Ihrer Nische eingerichtet und haben nun Angst, diese zu verlassen und etwas Neues zu probieren? Das ist weit weniger ein Problem, als Sie denken. Dafür können Sie eine kleine Selbstständigkeit an der Seite beginnen, über die Sie mehr Geld verdienen. Zugleich machen

Sie einige wichtige Erfahrungen und Sie erlernen, was Sie wirklich wollen. Dann haben Sie das Geld und das Wissen, sich einen besseren Job zu suchen oder sich sogar ganz selbstständig zu machen. Dann sind Sie Ihr eigener Chef.

Der Weg in die Freiheit – Worauf Sie achten müssen

Viele Träumen vom schnellen Geld, das Ihnen die gewünschte Freiheit bringen soll. Dann ist von einem Lottogewinn oder dem Spekulieren an der Börse die Rede. Nun, der Lottogewinn ist zu unwahrscheinlich und mehr als 70% derer, die es an der Börse versuchen, machen einen Verlust. Das heißt nicht, dass Sie keine Chance auf einen Erfolg haben, nur, dass die Chance eher gering ist. Suchen Sie sich lieber etwas Solideres. Daneben können Sie noch immer ein Lotterielos kaufen und ein wenig Geld an der Börse einsetzen.

Etwas Solideres besteht in einem kleinen Nebenjob oder aber in einem der vielen Angebote online. Hier aber steckt der Teufel auch im Detail. Nicht jedes Angebot ist ehrlich oder bringt Sie weiter. Das beginnt damit, dass Sie sich eine Tätigkeit aussuchen sollten, die Ihnen finanziell ausreichend bringt, Ihnen zugleich aber auch gefällt. Gerade als Freelancer online ist es dabei wichtig, zu verstehen, dass es eine Weile dauert, bis sie genügend Geld verdienen. Am Anfang werden Sie ungeliebte Aufgaben für wenig Geld erledigen müssen, bis Ihre Reputation gut genug ist, um sich an die guten Arbeiten für einen guten Verdienst zu wagen.

Weiterhin ist es wichtig, unbedingt zu prüfen, dass die neue Geldquelle auch legal ist. Mitunter gibt es Angebote, die nicht mehr nur am Rande des Gesetzes zu finden sind, sondern dieses brechen. Lassen Sie sich nie auf so etwas ein.

Achten Sie auf Fallen. Die wichtigste Regel ist, dass das, was zu gut klingt, auch oftmals zu gut ist. Hier wird mit schnellem Geld gelockt, an welches dann aber hohe Anforderungen geknüpft werden, die sich nur schwer erfüllen lassen. In anderen Worten, Sie werden nicht das verdienen, was man Ihnen da in Aussicht stellt.

Lesen Sie das Kleingedruckte. Gerade als Nebenjob oder als online Tätigkeit möchten Sie Ihren Arbeitsort frei wählen können. Ebenso möchten Sie keine Einschränkungen hinsichtlich Ihrer Rechte, Ihres Auftretens und dergleichen hinnehmen. Das ist nicht nur eine Frage Ihrer persönlichen Freiheit. Es geht dabei auch darum, die Gefahr der Scheinselbstständigkeit auszuschließen.

Beachten Sie das Steuerrecht und vor allem die Verdienstgrenzen. Soll es sich nur um einen kleinen Zuverdienst handeln, sollten Sie unterhalb dieser Grenzen bleiben, so dass eine Steuerpflicht entfällt. Wenn Sie dagegen den Nebenverdienst zum Hauptverdienst aufwerten wollen, müssen Sie entsprechend einen Teil an den Fiskus abführen.

Seien Sie bei der Art der Beschäftigung vorsichtig. Arbeiten Sie nur für einen Auftraggeber, dann droht wieder die Gefahr einer Scheinselbstständigkeit. Haben Sie mehrere Einnahmequellen, sprich, mehrere Auftraggeber, und Sie befinden sich auf der sicheren Seite.

Kleine Jobs für einen guten Zuverdienst

Auch wenn es sich hier nur um kleine Jobs handelt, lassen sich diese mit viel Einsatz und ein wenig Geduld zu großen Einkommen aufbauen. Vor allem aber geben Sie mehr Geld und damit mehr Freiheit, mehr Erfahrung und sie eröffnen Ihnen neue Möglichkeiten. Damit können Sie einem ungeliebten Job entrinnen, einen ständigen finanziellen Engpass beenden oder Sie können damit einfach mehr aus sich machen.

Umfragen

Unternehmen möchten wissen, wie ihre Produkte auf dem Markt, sprich bei den Kunden, ankommen. Daher bezahlen sie andere Unternehmen, entsprechende Umfragen anzustellen. Dafür brauchen diese Marktforschungsdienstleister Sie, um Ihre Freunde zu befragen. Pro Umfrageperson können Sie so bis zu 20 Euro verdienen. Das heißt, wenn Sie 20 Personen befragen, sind Sie mit 400 Euro dabei.

Achten Sie vor der Übernahme der Aufträge darauf, dass Ihnen das Geld auch ausgezahlt wird. Einige Anbieter wollen Sie stattdessen mit Gutscheinen von Amazon oder einem Guthaben bei PayPal vergüten. Gehen Sie lieber nicht darauf ein, wenn Sie Ihr Leben unterstützen möchten, anstatt mehr zu konsumieren.

Nachhilfestunden

Nicht alle Schüler lernen gleich gut. Einige brauchen ein wenig Nachhilfe. Wer sich gut mit dem Lehrstoff auskennt, kann so schnell zwischen 10 und 40 Euro die Stunde verdienen. Daneben gibt es auch solche Angebote für Musikunterricht oder Computerstunden.

Hunde Gassi führen

Für bis zu 10 Euro die Stunde kann man als Dogsitter die Vierbeiner anderer ausführen, die dafür zu beschäftigt sind. Das sind natürlich 10 Euro pro Hund. Wer also bei vier Familien jeweils einen Hund abholt, kommt so auf 40 Euro die Stunde. Dafür ist man an der Luft und tut seiner Gesundheit noch einen Gefallen.

Smartphone Aufgaben

Es gibt inzwischen Unternehmen, die per App auf dem Smartphone Micro Jobs anbieten. Diese lassen sich direkt mit dem Smartphone erledigen und bringen einige Cent bis einige Euro. Dazu gehören zum Beispiel das Fotografieren von Speisekarten oder das Kontrollieren von Adressen. Andere Apps zahlen dafür, dass man sich Werbevideos ansieht oder Werbeanzeigen anklickt.

Geld für Bilder

Es gibt auch immer mehr Apps und Webseiten, die für Bilder Geld anbieten. Wenn Sie gerne fotografieren und wissen, wie Sie Objekte und Menschen gut in Szene setzen, können Sie damit ein paar hundert bis ein paar tausend Euros im Monat verdienen. Fangen Sie klein an und bauen Sie Ihre Leidenschaft aus.

Zwischenfazit

Es kommt nicht auf den großen Reichtum an, doch Geld gibt Ihnen die Freiheit, die eigene Tätigkeit auszusuchen und das zu wählen, was Ihnen wirklich Spaß macht. Kleine Nebenverdienste können Ihre finanziellen Möglichkeiten aufstocken, Ihnen mehr Erfahrung und Wissen bringen und Ihnen die Chance geben, einen ungeliebten Beruf zu verlassen. Damit können Sie sich schlussendlich auch komplett selbstständig machen, wenn Sie das wünschen, und so Ihr eigener Chef sein.

„Talent legt die Höhe des Bodens fest, Charakter die Höhe der Decke.“
Bill Belichick

Die vierte Säule des Ikigai – Finden sie etwas, das Ihren Talenten entspricht und in dem Sie sehr gut sind.

Ihre Talente, Ihre Stärken, sie sind es, die Sie Ihnen Ihre Möglichkeiten geben. Danach können Sie sich ausrichten, wenn Sie Geld verdienen wollen, aber auch dann, wenn Sie mit anderen Menschen umgehen. Wer zum Beispiel gut darin ist, Schnäppchen zu finden, kann damit nicht nur ein guter Einkäufer für eine Modekette werden, sondern auch Freunde beim Shoppen helfen.

Wir alle haben uns schon einmal mit unseren Talenten beschäftigt. Dafür gab es Aufgaben in der Schule und dann war da noch die Bewerbung für unseren Job. Immer ging es darum, uns selbst einzuschätzen und uns darauf festzulegen, was wir als unsere Stärken ansehen. Dabei sind wir dann aber nur allzu gern den Beispielen anderer gefolgt, als uns wirklich auf das zu konzentrieren, was uns ausmacht. Damit fuhren wir sicher. Niemand lachte über uns in der Schule und im Bewerbungsgespräch geht man ohnehin lieber auf Nummer sicher, anstatt zu riskieren, den Job nicht zu bekommen.

Jeder hat ein besonderes Talent, etwas, das er besser als die meisten anderen kann.

Jeder von uns hat seine eigenen Talente, seine ganz persönlichen Bereiche, in denen er besser als die meisten andere ist. Es ist jedoch oftmals bei der schieren Anzahl dessen, was wir jeden Tag tun, nicht so leicht, festzustellen, was uns besonders auszeichnet. Daher sprechen wir auch gern von verborgenen Talenten. Diese sehen wir nicht, weil wir sie entweder kaum nutzen oder weil sie einfach in der Masse der Handlungen untergehen. Tatsächlich aber können auch Sie mehr, als Sie denken.

Die Scham mit den Talenten

Als Eltern warten wir sprichwörtlich darauf, dass unsere Kinder ihre Talente offenbaren. Wir sind auch sehr gern bereit, unseren Mitmenschen Talente zu attestieren. Doch wenn es um unsere eigenen Stärken geht, werden wir sehr schnell sehr stumm.

Tatsächlich sprechen wir in unserer Gesellschaft nur sehr ungern über unsere eigenen Vorzüge, was auch unsere Talente miteinschließt. Der Hintergrund ist der, dass diejenigen, die mit ihren Stärken hausieren gehen, oft als angeberisch angesehen werden. Damit sprechen wir ihnen auch gleich die Talente ab, über die sie nach ihren eigenen Angaben verfügen. Wir aber wollen nicht als solche Profilneurotiker betrachtet werden und halten uns daher über uns selbst zurück. Das führt aber auch dazu, dass wir oftmals gar nicht sehen oder sehen können, was unser Stärken wirklich sind.

Dazu kommt die Idee, dass man als guter Angestellter auch seinen Job behält und darin aufsteigt. In anderen Worten, haben wir uns für eine Karriere entschieden, behalten wir sie auf Biegen und Brechen bei. Stattdessen wäre es für das Finden unserer Stärken von Vorteil, uns in mehreren Tätigkeitsbereichen zu versuchen und dabei herauszufinden, was uns mehr liegt und uns vielleicht auch mehr gefällt.

Darüber hinaus ist es so, dass viele von uns von Natur aus bescheiden sind. Ja, Bescheidenheit wird sogar als eine Stärke, wenn auch nicht unbedingt als Talent, angesehen. Damit fügen wir uns zudem auch gleich noch in das Leben ein, in welches wir nur irgendwie hineingeraten sind, anstatt für das einzustehen, was wir wirklich wollen.

Wir leben in einer Kultur der Kritik, nicht des Lobes.

Dann ist da auch noch das Umfeld. In der deutschen Kultur ist es normal, gute Arbeiten hinzunehmen und nicht so gute zu kritisieren. In anderen Kulturen ist es dagegen so, dass gute Arbeit gelobt und nicht so gute Arbeit hingenommen wird. Das heißt, wir erfahren wenig Anerkennung und damit erkennen wir auch unsere eigene Leistung nicht an. Können wir etwas sehr gut, dann heißt das eben, dass dies so sein muss. Alles andere ist ein Versagen. Werden wir jedoch gelobt, dann können wir das, wofür wir gelobt werden, bald auch als Stärke annehmen.

Am Ende kommt dann noch ein wenig Unsicherheit dazu. Da wir die eigenen Talente nicht einfach so erkennen, erkennen können oder erkennen wollen, stellen wir unser Licht unter den Scheffel. Wir fühlen uns unsicher, denn wir wissen nicht, ob wir wirklich so gut sind, wie wir denken. Daher wollen wir lieber nichts riskieren und nehmen einfach nicht an, dass wir ein Talent haben.

Ihre verborgenen Talente finden

Wollen Sie Ihre eigenen Talente, die bisher verborgen geblieben sind, finden, dann ist es nicht genug, sich zu fragen, worin Sie sehr gut. Das ist jedoch ein guter Beginn. Dabei müssen Sie aber auch ehrlich sein und zugeben können, wenn Sie in etwas gut sind. Das aber fällt nicht jedem so einfach. Daher gibt es andere Wege, sich den verborgenen Talenten zu nähern.

Ihr Talent steckt in Ihnen. Sie müssen es nur finden, indem Sie sich selbst beobachten und dabei ehrlich sind.

Etwas, das Ihnen leichtfällt

Ein Talent, eine Stärke, ist immer etwas, was sie ohne sich groß anzustrengen ausführen können. Das heißt, es geht Ihnen mühelos von der Hand und sie verbrauchen nicht viel Zeit damit, ein gutes Ergebnis zu erreichen.

In der Schulzeit wurden wir mit einem breiten Spektrum an Aufgaben und an Fächern konfrontiert. Erinnern Sie sich, gibt es etwas, dass Sie damals ohne großen Aufwand erledigen konnten? Hatten Sie ein Lieblingsfach? Wo brauchten Sie nicht viel zu lernen, um gute Noten zu erhalten.

Wenn Sie darüber nachdenken, entdecken Sie schnell eine Richtung, zum Beispiel ob Sie eher mathematisch, naturwissenschaftlich oder künstlerisch begabt sind. Schauen Sie zugleich aber auch in Ihre Beziehungen zu Ihren Mitschülern. Manchmal ist es ein Talent, Leute schnell überzeugen zu können.

Etwas, das Ihnen Spaß macht

Haben Sie in Ihrer Freizeit etwas, das Ihnen sehr viel Spaß bereitet? Das kann etwas von heute oder etwas aus Ihrer Schulzeit sein. Sind Sie vielleicht ein großer Anhänger einer Musikrichtung? Sind Rätsel Ihr Ding? Basteln Sie gerne etwas? Verbringen Sie gerne Zeit mit Ihren Kindern?

Wenn Ihnen etwas Spaß macht, ist das ein großer Hinweis darauf, dass es sich dabei um Ihr Talent handelt oder mit Ihrem Talent in Verbindung steht. Dann ist Ihnen der Umgang damit keine Mühe, sondern eine Freude, so dass Sie eine großartige Leistung erbringen können, wenn Sie diese Fähigkeit nutzbringend anwenden.

Etwas, das Sie anderen beibringen

Etwas, das unsere Stärke ist, was wir sehr gut können, ist auch oftmals etwas, das wir anderen beibringen. Mitunter muss es sich dabei nicht einmal um eine Lehrer/Schüler Beziehung handeln. Oftmals zeigt es sich darin, dass andere Sie um Rat in diesem Bereich oder direkt um Ihre Hilfe bitten.

Oft genug merken wir es nicht einmal, wenn wir in einer Sache immer wieder um Rat gefragt werden. Dabei haben es die anderen schon längst bemerkt, dass wir hier etwas besser können und kommen daher direkt zu uns. Sobald Sie anderen etwas beibringen können, ist dies Ihr Talent. Dazu haben Sie eventuell auch noch das Talent, zu lehren.

Etwas, das Sie als Kind schon gemocht haben

Bei vielen von uns haben sich die Talente schon gezeigt. Dann haben wir etwas als Kind gemocht und wollten uns immer wieder damit befassen. Mit der Zeit geraten solche Vorlieben jedoch in Vergessenheit.

Nehmen Sie sich Zeit, fragen Sie Ihre Eltern, kramen Sie das Familienalbum hervor und versuchen Sie, herauszufinden, was Sie als Kind bereits geliebt haben. Auch hier gilt es wieder, sich in Geduld zu üben. Wenn Ihnen heute nichts einfällt, kommt die Erinnerung eben morgen.

Setzen Sei sich nicht unter Druck und erforschen Sie Ihre Kindheit. Sie werden die Antwort dann auf jeden Fall finden.

Etwas, das andere sagen

Während wir oft selbst gegenüber unseren Talenten mit Blindheit gesegnet sind, können andere in unserem Umfeld bald sehen, was unsere Stärken sind. Fragen Sie Ihre Freunde und Ihre Familie. Dort werden Sie oft überraschende Antworten finden. Dann haben Sie einige Ideen, über die Sie nachdenken können und zusammen mit den anderen Vorgehensweisen, werden Sie bald Ihre eigenen Talente entdecken.

Zwischenfazit

Welches Ihre verborgenen Talente sind, wissen Sie bereits. Sie müssen nur in sich hineinhorchen und herausfinden, was Ihnen Spaß macht und leichtfällt. Sie müssen nur auf Ihre Kollegen und Freunde achten, wenn sie Sie um Rat fragen. Sie müssen sich einfach eingestehen, was Sie besser als die meisten um Ihnen herum machen können.

„Wenn wir jeden Tag eine Bilanz unseres Tuns ziehen, wird uns klar, wer wir wirklich sind.“
Dalai Lama

Ikigai – Der japanische Weg der Selbstfindung

Ikigai ist die Frage danach, was das eigene Leben lebenswert macht. Diese Philosophie aus Japan lässt sich aber auch anders beschreiben. Es ist die Suche nach dem eigenen Ich, nach dem eigenen Selbst.

Wenn Sie wissen, was Sie gerne tun, haben Sie ein Stück von sich selbst gefunden. Dann wissen Sie, was Ihnen Freude bereitet und auch wichtig ist. Damit haben Sie einen Teil von sich gefunden.

Wenn Sie wissen, was die Welt von Ihnen braucht und Sie ihr geben können, dann haben Sie etwas, das Sie beitragen können und Ihnen Wichtigkeit verleiht und Ihnen wichtig ist. Damit haben Sie einen weiteren Teil Ihrer Selbst gefunden.

Wenn Sie wissen, womit Sie Geld verdienen können, das Ihnen dann auch noch Spaß macht und Ihnen wichtig ist, dann haben Sie einen weiteren Teil von sich gefunden. Haben Sie dann noch Ihr Talent, also Ihre Stärken gefunden, dann ist das der vierte Teil des Puzzles, das Ihr Selbst ausmacht.

Die vier Säulen des Ikigai mögen nicht alle Aspekte Ihres Selbst betreffen, doch es führt Sie zu den wichtigsten. Das sind die Aspekte, die Sie antreiben, Ihnen einen Sinn geben und Ihr Leben lebenswert machen.

Die Selbstfindung und das Ikigai

Hinter dem Finden des eigenen Selbst wird oft eine existenzielle Frage verstanden. Diese dreht sich dann immer darum, einen NEUEN Sinn für das eigene Leben zu finden. Es sollen NEUE Erklärungen für das eigene Verhalten abgegeben und NEUE Ziele definiert werden. Dahinter steckt oftmals eine Enttäuschung über das eigene Leben so, wie es ist. Dieses wird dann abgelehnt und die Suche nach etwas NEUEM beginnt, über das sich das eigene Ich definieren lässt.

Das Ikigai erlaubt die Selbstfindung über das Erlebte, nicht als eine Definition über etwas NEUES.

Das Ikigai dagegen verwendet einen etwas anderen Ansatz. Es wird nicht etwas NEUES gefunden, sondern davon ausgegangen, dass wir es schon gefunden haben. Wir haben es nur vergessen. Darum laufen viele Fragen der einzelnen Säulen darauf hinaus, darauf zu achten, was geschieht oder schon geschehen ist. So werden wir danach gefragt, was wir als Kind mochten oder in welchem Bereich wir heute um Rat gefragt werden. Beides zeigt, dass das eigene Selbst definiert und sichtbar ist. Wir müssen nur lernen, es zu sehen.

Oft wird die Selbstfindung als solche auch aus dem falschen Blickwinkel betrachtet. Anstatt sich auf unser Leben, konzentriert sie sich auf unser Inneres. Was gefällt uns, was ist uns wichtig, was lehnen wir ab?

Das Ikigai dagegen ist pragmatisch. Was können wir tun, das uns Spaß macht, das die Welt braucht, das uns Geld bringt und für das wir die richtigen Fähigkeiten haben? Damit können wir Freude empfinden bzw. Stress vermeiden, etwas zur Gesellschaft beitragen, uns selbst versorgen und das tun, was wir richtig können.

Warum uns das Ikigai nützt

Wer nach Selbstfindung strebt, hat auch dafür eine Motivation. Diese besteht darin, dass er sich wie im falschen Film vorkommt. Das eigene Leben hat ein paar Wendungen genommen und schon fühlen wir uns wie im Gefängnis. Vielleicht wundern wir uns auch, warum uns das Leben so, wie es ist, nicht gefällt. Dann versuchen wir, unser Leben oder uns zu ändern. Dafür müssen wir aber wissen, wie die Veränderung aussehen soll und das bringt die Frage nach dem eigenen Ich.

Während jedoch die Frage nach dem eigenen Selbst oft eher keine praktischen Anwendungen bringt, bestenfalls nur einen Konflikt zwischen dem, was man sein möchte und was man ist, bringt das Ikigai eine Erkenntnis. Diese besteht darin, dass Sie sich selbst nicht ändern müssen. Sie müssen nur das Leben, was für Sie wichtig ist und was das ist, finden Sie in Ihrer Vergangenheit und Gegenwart.

Die Veränderungen des Lebens, die dadurch nötig werden, sind dann oft weit weniger radikal, als sie aussehen. Oft entdecken wir nämlich, dass wir schon das Leben, was uns am meisten zusagt. Wenn nicht, gibt uns das Ikigai die Möglichkeit, Änderungen Schritt für Schritt vorzunehmen. Dann können Sie in Ihrer Freizeit einem Hobby nachgehen, dass Ihnen gefällt. Sie können anfangen, etwas zu geben, egal, wie klein es ist. Dann passen Sie Ihren Job an und arbeiten das, was Ihren Stärken entspricht. Das ist einfacher, als einen vermeintlichen Sinn des Lebens zu finden und dann sich und alles um sich herum umkrempeln zu wollen.

Was uns das Ikigai bringt

Ziehen wir eine Bilanz nach der Philosophie des Ikigai, finden wir uns selbst. Damit können wir ein glückliches Leben führen, zufrieden sein und innere Ruhe finden. Dann wissen wir, wer wir sind, was uns wichtig ist und was wir können. Damit haben wir eine Leitlinie für unser Leben und fühlen uns nicht mehr verloren.

Zu wissen, wer Sie sind, gibt Ihnen einen festen Halt und die Orientierung, die es Ihnen erlaubt, die richtigen Entscheidungen zu fällen. Vor allem kennen Sie dabei Ihre Vorlieben, Ihre Stärken und Ihre Möglichkeiten.

Das Wissen um die eigenen, ganz individuellen Stärken, gibt Selbstvertrauen. Das Wissen um die eigenen Vorlieben und Möglichkeiten verleiht Selbstbewusstsein. Beides zusammen gibt Ihnen Selbstrespekt. Respektieren Sie sich selbst, können Sie sich auch lieben. Respektieren Sie sich selbst, werden auch andere Sie respektieren. Lieben Sie sich selbst, werden auch andere Sie lieben.

Sind Sie sich Ihrer Stärken und Vorlieben bewusst, dann bekommen Sie eine Meinung, die zählt. Sie verfügen über eine Haltung, die Sie vertreten können. Sie haben Ihre eigenen Werte. Damit heben Sie sich von der Masse ab.

Sich von der Masse abzuheben, heißt, Erfolg zu haben. Sie stehen dann nicht einfach allein auf weiter Flur und wissen nicht weiter. Stattdessen suchen Sie sich Wege, erschließen sich Möglichkeiten und öffnen sich Türen. Damit gelingt Ihnen alles.

Haben Sie eine Haltung, haben Sie Selbstbewusstsein, Selbstrespekt und Selbstliebe, werden Sie respektiert und geliebt, dann sind Sie auch glücklich. Sie kennen sich nun. Sie wissen, was Sie erreichen können, welche Situationen Sie anstreben möchten und welche Sie vermeiden sollten. Damit gelingt es Ihnen, Stress zu entkommen, sich zu entspannen und einfach nur das auszuleben, was Ihnen gefällt.

Nehmen wir zur Verdeutlichung ein Beispiel. Sagen wir, Sie wollen sich ständig neue Möbel kaufen, neue Kleidung und die neueste Unterhaltungselektronik. Dafür arbeiten Sie jeden Tag, hetzen sich ab und haben am Ende weder das, was Sie kaufen wollen, noch das Geld, es zu kaufen. Das ist kein Zufall, denn die Werbung suggeriert Ihnen, dass Sie all das brauchen und Sie werden niemals genügend Geld verdienen, um alles zu kaufen.

Erkennen Sie nun, was Ihnen Spaß macht, werden Sie nicht mehr so viel konsumieren müssen. Dafür können Sie nun auch wenige arbeiten. Erlaubt das Ihr Beruf nicht, beschaffen Sie sich einen kleinen Nebenverdienst und kündigen. Sie entspannen und suchen sich den Job, der Ihnen Freude macht, auch wenn Sie weniger verdienen. Dabei helfen Sie anderen und Sie arbeiten das, was Ihren Fähigkeiten entspricht. Nun haben Sie viel mehr Freizeit, viel weniger Hektik, Sie können sich beruhigt entspannen und Ihre Zeit mit dem verbringen, was Ihnen Freude bereitet.

Das Ikigai ist ein anhaltender Prozess

Die 4 Säulen des Ikigai sind darauf aufgebaut, aus der Vergangenheit und Gegenwart zu lernen, nicht, etwas Neues zu erfinden. Während Sie so auf die eigenen Erfahrungen zurückblicken und Ihre Lehren daraus ziehen, machen Sie jedoch zugleich neue Erfahrungen. Auf diese müssen Sie auch achten. Das heißt, allein mit der Anwendung des Ikigai kann sich das, was Sie herausfinden, verändern.

So, wie Sie neue Erfahrungen machen, so entwickeln Sie sich weiter. Damit entdecken Sie neue Vorlieben, Möglichkeiten, zu geben oder Geld zu verdienen, und neue Stärken. Wachsen Sie mit diesen und entdecken Sie für sich neue Welten.

Dazu kommen viele andere Veränderungen. So kann das, was Ihnen heute Spaß macht, morgen schon langweilig sein. Sehen Sie sich nach Entspannung, weil Ihr Leben so hektisch ist, dann wollen Sie einfach nur nichts tun. Haben Sie das aber einige Zeit so umgesetzt, fällt Ihnen auf, dass dies langweilig ist und Sie sehnen sich nach einer neuen Beschäftigung.

Haben Sie etwas gefunden, was Sie der Welt geben können, dann werden Sie darüber bald neue Leute treffen und von diesen neue Anregungen erhalten. Sie werden sich aus Quellen informieren und neue Ideen finden. Damit verändert sich das, was Sie der Welt geben können. Leben Sie die Veränderung und geben Sie mehr und mehr.

Haben Sie etwas entdeckt, das Ihnen einen guten Verdienst bringt und auch gefällt, entwickeln Sie dabei neue Vorlieben oder erhalten Sie neue Denkanstöße. Dann ändern Sie Ihren Job oder Ihr Geschäft bald wieder. Das ist kein Problem. Leben Sie sich aus.

Während Sie neue Dinge ausprobieren, gewinnen Sie neue Fähigkeiten dazu. Daraus können sich neue Talente und Stärken entwickeln oder Sie entdecken verborgene Talente und entwickeln diese weiter. Auf diese Weise können Sie wieder Ihr Tätigkeitsfeld ändern und in neuen Gebieten glänzen.

Gute Gründe, sich selbst besser zu verstehen

Uns selbst zu verstehen, ist nicht so schwer. Es erscheint nur schwer, weil wir viel zu oft die falschen Fragen stellen. Mit dem Ikigai ist das jedoch kein Problem mehr. Damit steht uns der Weg zu einem Verständnis unserer Selbst weit offen. Daraus ergeben sich für uns eine Reihe von Vorteilen.

Sie erreichen Ihre Ziele

Wissen Sie, was Sie mögen, was Sie beitragen können, womit Sie gutes Geld verdienen können und was Ihre Stärken Sind, können Sie für sich Ziele entwickeln. Dann sind Sie in der Lage, diese Ziele entsprechend Ihren Vorlieben und Fähigkeiten zu verfolgen und dann auch zu erreichen. Oftmals scheitern wir nämlich nur daran, dass wir uns die falschen Ziele setzen, die uns dann nicht mehr motivieren, so dass wir es aufgeben, sie zu verfolgen.

Wir setzen uns meistens die falschen Ziele, weil wir uns selbst nicht verstehen, und wundern uns, weil wir sie nicht erreichen.

Mit einem besseren Verständnis Ihrer Selbst sind Sie nun in der Lage, die richtigen Ziele für sich festzulegen. Dann werden Sie durch diese motiviert und Sie werden so lange weitermachen, bis Sie sie erreicht haben. Auf dem Weg dorthin, werden Sie durch die Teilerfolge, die Sie erringen, ebenfalls glücklich und zufrieden sein.

Wenden Sie dabei das Ikigai weiter an, werden Sie eventuell sogar Ihre Ziele anpassen und daran ist nichts Schlechtes, denn je mehr Sie sich beobachten, desto mehr lernen Sie sich kennen. Vergessen Sie auch nicht, dass wir uns alle verändern und entwickeln.

Sie treffen Ihre eigenen Entscheidungen

Wenn wir nicht wissen, was uns wichtig ist, wissen wir oft nicht, was die richtige Entscheidung für uns ist. Anstatt dann wenigstens etwas zu versuchen, fallen wir auf die Position zurück, einfach das zu tun, was uns andere vormachen. Das heißt, wir folgen den Entscheidungen andere, anstatt für uns selbst zu wählen.

Kennen Sie sich nun besser, dann sind Sie in der Lage, Ihre eigenen Entscheidungen für sich selbst ganz individuell zu treffen. Damit können Sie immer das wählen, was Ihnen gefällt, einen Sinn gibt, Sie versorgt und Ihren Stärken entspricht.

Niemand kann Sie manipulieren

Jeden Tag werden wir manipuliert, ob wir das nun merken oder nicht. Dabei flüstert uns die Werbung ein, was wir wollen sollen. Unsere Kollegen nutzen uns aus und unsere Freunde bekommen, was sie wollen.

Wenn Sie jedoch sich selbst kennen, können Sie Ihre eigenen Entscheidungen treffen. Wenn Sie dann zum Beispiel wissen, welche Mode Sie mögen, folgen Sie nicht der Werbung und kaufen sich nur das, was Ihnen wirklich gefällt. Das spart Zeit, Geld und Nerven.

Wissen Sie, was Sie wollen, dann entscheiden Sie sich nicht mehr für etwas, nur weil es Ihnen jemand anderes vorschlägt. Sie entscheiden sich nur für das, was Ihnen gefällt, einen Sinn gibt, nützt und Ihnen entspricht, nichts anderes mehr.

Sie erkennen Ihren Wert und Ihre Werte

Oftmals lassen wir uns von anderen überrennen, weil wir unseren Wert nicht kennen. Wir folgen dann dem, was andere wollen, weil wir nicht für uns einstehen. Weil wir aber auch unsere Werte kennen, haben wir nichts, wofür wir einstehen können.

Haben Sie jedoch Ihre Werte definiert, dann können Sie diese auch verteidigen. Stehen Sie für sich ein, behaupten Sie sich, weil Sie es wert sind und Sie Ihren Wert auch kennen. Damit werden Sie nicht nur wertvoll für sich selbst, sondern auch für andere. Das macht Sie zu einem guten Angestellten, wichtigen Kollegen und echten Freund.

Sie werden einfach ruhig und glücklich sein

Kennen Sie sich selbst und stehen Sie für sich ein, dann fühlen Sie sich nicht mehr ausgeliefert oder herumgestoßen. Das nimmt Ihnen den Stress, so dass Sie ruhiger werden. Zugleich sehen Sie, wie Sie damit akzeptiert und erfolgreich werden. Das gibt Ihnen ein großartiges Glücksgefühl.

Die Gefahr der Selbstverwirklichung und das Ikigai

Die Selbstverwirklichung nach dem westlichen Verständnis führt zu einer Haltung des „Machen Sie, was Sie wollen". Das birgt natürlich erhebliche Gefahren. Damit können wir absolut selbstsüchtig werden, auch das steckt in unserer Natur. Wir können unsere Freunde, unseren Job, unsere Beziehung und damit am Ende auch unser Lebensglück verlieren bzw. zerstören.

Falsch verstandene Selbstverwirklichung kann sehr schnell lebenszerstörend sein.

Folgen Sie den Säulen des Ikigai, drohen diese Gefahren jedoch nicht. Sie werden nicht Ihre Freunde verlieren, da Sie in der zweiten Säule etwas geben, was die Welt von Ihnen ganz persönlich braucht. Damit zeigen Sie Selbstlosigkeit und Sie werden für die Gesellschaft wertvoll. Das erhält Ihnen Ihre Freunde.

Die dritte Säule dreht sich darum, genügend Geld zu verdienen. Damit haben Sie ausreichend Sicherheit, nicht einfach so Ihren Job auszugeben und ohne Einkommen dazustehen. Während Sie sich mit Ihrer Tätigkeit verwirklichen sollen, geht es auch immer darum, über genügend Geld zu verfügen. Dementsprechend muss erst für Rücklagen oder andere Verdienstquellen gesorgt werden, bevor der Hauptberuf aufgegeben oder gewechselt werden darf.

Die vierte Säule dreht sich darum, Ihren Stärken zu folgen. Damit können Sie bald ausreichend Geld verdienen und einfach einer Tätigkeit nachgehen, die Ihnen gefällt und in der Sie erfolgreich sind. Das macht Sie glücklich. Als glücklicher Mensch fällt es Ihnen leicht, Ihre Beziehung zu erhalten und Sie sind bei Ihren Freunden gern gesehen.

Zwischenfazit

Das Ikigai erlaubt es, sich selbst zu finden. Dafür entdecken Sie verschiedene Teile Ihrer Selbst, indem Sie Ihrer Erfahrung aus der Vergangenheit und Gegenwart nutzen. Die einzelnen Säulen ermöglichen es Ihnen so, mehr Selbstbewusstsein zu entwickeln, innerlich ruhig und glücklich zu werden. Zugleich schützt es Sie gegen die Gefahren falsch verstandener Selbstverwirklichung, indem es dafür sorgt, Ihnen auch Ihre Werte für das Leben zu verdeutlichen.

„Die heilsamste Stärkung auf dem Spaziergang des Lebens ist es, von Zeit zu Zeit bei sich selber einzukehren."
Peter Sirius

Die westliche Kultur – Eine andere Version des Ikigai

Auch die westliche Kultur hat ihre eigene Version des Ikigai. Streng genommen sind es sogar mehrere Versionen. Dabei ist es nicht notwendig, sich für die japanische Philosophie oder die westliche Wissenschaft zu entscheiden. Stattdessen ist es wichtig, beide Blickwinkel zu nutzen.

Darüber hinaus kommt es darauf an, auch die Umstände zu beachten. Wenn das Leben in der Gesellschaft vor Ort insgesamt entspannter ist, dann ist es einfach, für den einzelnen ruhiger zu leben. Wenn die Gesellschaft dagegen angespannt und hektisch ist, dann fällt dies schon viel schwerer.

Es kommt nicht nur auf die Philosophie, sondern auch die Lebensumstände des Einzelnen an.

Okinawa mag mit dem Ikigai ein Hort der Ruhe und des langen Lebens sein. Es ist jedoch schwer, in Deutschland eine solche Insel zu finden, wo Pünktlichkeit, hohe Ansprüche und strikte Regeln dominieren. Das heißt nicht, dass das Ikigai hierzulande nicht gilt. Es gilt, denn es entspricht der menschlichen Natur. Es gelten aber auch die Aspekte, die die westliche Wissenschaft über die Natur des Menschen in unserem westlichen Kontext herausgefunden hat.

Das Modell der Lebensbalance

In Deutschland ist es für viele schwer, den Ansprüchen, die an sie gestellt werden, gerecht zu werden. Dabei haben Sie das Gefühl, jeder Tag sollte über 48 Stunden verfügen, um das geforderte Pensum auch erledigen zu können.

Das Problem in einem solchen Fall ist dann nicht, dass wir uns nicht selbst kennen. Das Problem ist auch nicht, dass wir einer falschen Tätigkeit nachgehen. Das Problem besteht dann darin, dass wir nicht die richtige Balance in unserem gefunden haben. Dann überbewerten wir einzelne Aspekte in unserem Leben und vernachlässigen andere.

So schnell kann es zur Imbalance kommen

Nehmen wir auch dafür ein Beispiel. Sagen wir, Sie haben einen Job, gehen danach gern ins Fitnessstudio und sitzen am Abend gemütlich vor dem Fernseher. Am Wochenende gehen Sie dazu noch gern mit Freunden aus. Damit haben Sie ein Einkommen, halten sich gesund, entspannen sich am Abend und finden Spaß mit ihrem sozialen Umfeld am Wochenende. Das ist perfekt.

Was aber geschieht, wenn Sie nun zu viel Werbung schauen und nun mehr Dinge kaufen wollen? Dann fangen Sie an, Überstunden zu machen. Alternativ kann auch einfach der Chef Überstunden von Ihnen verlangen. Als erstes hören Sie nun auf, ins Fitnessstudio zu gehen. Damit kommt sowohl Ihre geistige, als auch ihre körperliche Gesundheit zu kurz.

Am Abend sitzen Sie dann abgespannt vor dem Fernseher und können sich auch hier nicht mehr seelisch ausruhen. Als Folge vermeiden Sie nun Ihre Freunde und versuchen am Wochenende die Entspannung nachzuholen, die Sie in der Woche nicht finden konnten.

Was ist geschehen? In unserem Beispiel haben Sie die Arbeit überbewertet und alle anderen Bereiche vernachlässigt. Nun bauen Sie keinen Stress mehr ab, haben keine Motivation mehr und schleppen sich nur noch müde dahin.

Die vier Säulen des Modells der Lebensbalance

Das Modell der Lebensbalance verfügt, ähnlich dem Ikigai, auch über 4 Säulen. Diese bestehen aus:

- Dem Beruf und den Finanzen
- Der Familie und Bekannten
- Der Gesundheit und der eigenen Fitness
- Dem Sinn und der Kultur

Diese vier Bereiche prägen unser Leben und sie erlauben es uns, glücklich zu sein, wenn sie sich in der richtigen Balance befinden. Geht diese jedoch verloren, dann sind wir gestresst und werden immer unglücklicher.

Auch das Modell der Lebensbalance bewahrt uns davor, durch falsch verstandene Selbstverwirklichung unser Leben zu zerstören.

Auch dieses Modell erkennt an, dass wir unser Leben nicht zerstören dürfen, indem wir uns einfach selbst finden und dann tun, was wir sollen. Stattdessen verfügt es über die Säule für den Beruf und die Finanzen. Damit haben wir nicht nur die Möglichkeiten, unser Einkommen zu bestreiten. Vielmehr werden auch die Erwartungen und Anforderungen an uns eingeschränkt.

Viele Menschen wollen sich über ihre Arbeit definieren oder ausleben. Dann stecken sie viel zu viel Zeit, Hoffnung und Energie in diesen Bereich. Am Ende dient er jedoch dazu, unser Leben zu finanzieren. Die anderen Bereiche dann sind es, in denen wir uns ausleben können. Das heißt aber nicht, dass uns der Job keinen Spaß machen darf. Es ist jedoch wichtig, dem Job seinen Raum zuzuweisen und diesen nicht Überhand nehmen zu lassen.

Der Familie und den Bekannten kommt ebenfalls ihr Bereich zu, den sie verdienen. Am Ende brauchen wir alle Umgang mit anderen Menschen. Leiden wir jedoch unter der Arbeit, dann ziehen wir uns auch sozial zurück und schaden uns damit selbst. Das Modell der Lebensbalance schränkt die Arbeit jedoch ein und sorgt dafür, dass diese nicht unser soziales Umfeld beeinträchtigen darf.

Wir können nur glücklich sein, wenn wir gesund sind. Daher ist es wichtig, auf unseren Körper zu achten. Das leidet ebenfalls zu schnell, wenn wir anderweitig unter Stress leiden. Dementsprechend wird auch diesem Bereich ein ausreichender Raum in unserem Leben eingeräumt.

Der letzte Bereich ist der Sinn und die Kultur. Dabei geht es darum, dass wir unsere eigenen Werte entwickeln und uns selbst verwirklichen. Das heißt, das ist der Bereich, in welchem wir uns ganz individuell ausleben können. Hier steckt für viele von uns der wahre Sinn des Lebens.

Das richtige Gleichgewicht

Befinden sich die vier Säulen im Gleichgewicht, dann leiden wir nicht unter Stress. Dann haben wir alles, was wir brauchen und das ergibt ein erfülltes Leben. Leider gibt es jedoch keine Regeln dafür, wie das Gleichgewicht erreicht werden kann. Das liegt ganz einfach daran, dass es für jeden von uns eine unterschiedliche Gewichtung für sie gibt. Der eine braucht mehr Zeit für die Familie, während der andere sich bei der Arbeit gut fühlt.

Das richtige Gleichgewicht kann nur ganz individuell gefunden werden. Dafür müssen Sie selbst in Ihrem Leben probieren, welche Balance Ihnen am meisten entspricht.

Das heißt für Sie, dass Sie nach diesem Problem davon ausgehen können, dass kein Gleichgewicht in Ihrem Leben besteht, wenn Sie sich nicht glücklich finden. Dann müssen Sie die Balance verändern, indem Sie dem einen oder dem anderen Bereich mehr Zeit und Gewichtung geben. Wenn Sie dann das richtige Gleichgewicht gefunden haben, erkennen Sie dies daran, dass Sie sich entspannen können, Ruhe finden und endlich glücklich sind.

Die Bedürfnispyramide

Ein anderer Ansatz für unser Glück wurde 1943 von Abraham Maslow gefunden. Dabei ging es nicht primär um das Lebensglück, sondern um die Motivation des Einzelnen. Das schließt natürlich auch die Bedürfnisse ein.

Der Ansatz hinter diesem Konzept ist, dass jede Motivation auf ein Bedürfnis aufgebaut ist. Wenn Sie verspüren, dass Sie etwas brauchen oder wollen, dann ist das ein Bedürfnis. Daraus erfolgt dann der Antrieb, sich dieses etwas zu holen. Das ist die Motivation.

Was haben Motivation und Bedürfnisse mit innerer Ruhe und Glück zu tun? Bedürfnisse lösen in uns einen Zustand der Unruhe und Unzufriedenheit aus. Das heißt, wenn wir in der Lage sind, unsere Bedürfnisse zu befriedigen, erreichen wir in der Theorie einen Zustand des Glückes und der Ruhe.

In der Praxis ist das jedoch nicht der Fall und Maslow hat eine Erklärung dafür gefunden, warum das der Fall ist. Dafür hat er die Bedürfnispyramide entwickelt, um unsere menschliche Motivation und die dahinterstehenden Bedürfnisse zu verdeutlichen. Vereinfacht ausgedrückt, gibt es in der Pyramide 5 Level. Das erste Level befindet sich unten und das fünfte Level ganz oben. Das sieht dann so aus:

- Level 5: Die Selbstverwirklichung
- Level 4: Der Wunsch nach Anerkennung und Bedeutung
- Level 3: Das Bedürfnis nach einem funktionierenden sozialen Umfeld
- Level 2: Das Bedürfnis nach Sicherheit
- Level 1: Die Grundbedürfnisse

Level 1 – Die Grundbedürfnisse

Die Grundbedürfnisse beziehen sich auf alles, was wir zum Überleben brauchen. Dazu gehört ausreichend Essen, Trinken und Schlaf. Dazu gehört auch, genügend Geld zu erhalten, um diese Bedürfnisse zu decken.

Level 2 – Das Bedürfnis nach Sicherheit

Sind die Grundbedürfnisse gedeckt, wollen wir die Sicherheit haben, dass wir diese auch morgen decken können. Das heißt, hier wollen wir über ein sicheres Einkommen verfügen. Dazu kommt eine Wohnung und in der Nähe genügend Möglichkeiten, das zu kaufen, was wir zum Überleben brauchen.

Level 3 – Das Bedürfnis nach einem sozialen Umfeld

Sobald wir uns sicher sind, dass wir auch morgen alles haben, was wir zum Überleben brauchen, möchten wir menschlichen Umgang. Dazu gehören Freunde, ein gutes Verhältnis zur Familie und darüber hinaus auch ein Partner. Ebenfalls gehören hier gute Kollegen hinein, mit denen wir zusammenarbeiten wollen.

Level 4 – Der Wunsch nach Anerkennung und Bedeutung

Sobald wir uns ein gutes soziales Umfeld aufgebaut haben, möchten wir in etwas besser sein als andere. Das heißt, wir möchten für das, was wir können, anerkannt werden. Das geht darüber, dass uns unsere Freunde für etwas bewundern, dass wir die ersehnte Beförderung oder eine Auszeichnung erhalten. Das verleiht uns zugleich eine gewisse Bedeutung, indem es uns aus der Masse heraushebt.

Level 5 – Die Selbstverwirklichung

Die Selbstverwirklichung dient dazu, das zu erreichen, was wir wirklich wollen. Tatsächlich steckt hinter diesem deutschen Wort jedoch eine falsche Übersetzung aus dem Englischen. Dort ist das fünfte Level die Self Actualization, sprich, die Selbsterneuerung. Das heißt, hier wollen wir in einem neuen Bereich wieder von Level 1 aufsteigen und Level 5 erreichen.

Die Bedeutung der Bedürfnispyramide

Für uns, unser Glück und unsere innere Ruhe hat die Bedürfnispyramide bzw. das Wissen, was dahintersteckt, eine erhebliche Bedeutung. Dafür müssen wir aber erst einen wichtigen Grundsatz der Level verstehen.

Jedes Level entspricht einem Bedürfnis das uns motiviert. Haben wir kein Essen, aber Hunger, dann konzentrieren wir uns nur darauf. Erhalten wir genügend Nahrung, sind wir glücklich. Haben wir jedoch ausreichend Essen, dann wollen wir sehr schnell sichergehen, auch morgen noch essen zu haben. Dann sind glücklich, wenn wir einen Job bekommen. Haben wir einen Job, dann wollen wir gute Kollegen, Freunde und einen Partner. Dann sind wir erst glücklich, wenn wir all dies bekommen und immer so weiter, bis wir Level 5 erreichen.

Wenn wir uns unser Leben anschauen, erkennen wir, dass dieser Grundsatz durchaus zutrifft. Haben wir uns am Anfang noch gefreut, einen neuen Job zu haben, können wir ihn bald nicht ausstehen. Haben wir uns über unser Einkommen gefreut, dann reicht es uns bald nicht mehr.

Nur das unbefriedigte Bedürfnis eines Levels motiviert.

Der Hintergrund der Level ist, dass diese uns nur motivieren, solange sie unbefriedigt sind. Solange wir also an Level 1 arbeiten, ist Level 2 noch nicht wichtig und nur Level 1, die Grundbedürfnisse, motiviert uns. Haben wir Level 1 befriedigt, dann motiviert uns nur noch Level 2 und immer so weiter.

Ist das Bedürfnis eines Levels befriedigt, beginnt sofort das nächste Level zu motivieren.

Die Freude darüber, ein Level erreicht zu haben, ist nur kurz. Dann erwacht das neue Bedürfnis. Damit endet die Freude über das Erreichte und der Wunsch nach mehr entdeckt. Leider aber ist dieser Wunsch nicht ganz einfach nur ein Wunsch.

Unbefriedigte Bedürfnisse bereiten Stress.

Jedes Bedürfnis, das wir nicht befriedigt haben, bereitet uns Stress. Es sorgt dafür, dass wir uns so, wie wir sind, unglücklich und unzufrieden fühlen. Damit werden wir automatisch motiviert, nach mehr zu streben.

Das heißt, das ganze Problem, welches die Bedürfnispyramide erklärt, ist, dass wir eigentlich niemals glücklich sein können. Glück kommt, wenn ein Bedürfnis befriedigt ist. Dann aber verschwindet es sehr schnell, denn ein neues Bedürfnis eröffnet sich, dass uns nun Unruhe bringt.

Die Schlussfolgerung ist, dass wir, um glücklich zu sein, niemals stehenbleiben können. Sobald wir etwas erreicht haben, vergeht die Freude daran und wir müssen mehr erreichen. Um glücklich zu sein, müssen wir Erfolg an Erfolg reihen. Haben wir dann die Spitze, also Level 5 erreicht, erneuert sich alles, indem wir etwas anderes finden, dem wir uns widmen. Dann beginnen wir wieder bei den unteren Leveln. Das mag nicht Level 1 bis 3 sein, doch mit Sicherheit Level 4 und danach wieder Level 5.

Zwischenfazit

Das Ikigai ist eine Philosophie zur Findung dessen, was das Leben lebenswert macht. In der westlichen Welt gibt es Modelle und Lehren, die uns ebenfalls zumindest erklären, warum wir uns unglücklich fühlen. Damit geben Sie uns auch Ansatzpunkte, unser Lebensglück, unsere innere Ruhe und unsere Zufriedenheit zu finden.

Nach dem Modell der Lebensbalance kommt es darum, die 4 Säulen in das richtige Gleichgewicht zu bringen. Dieses muss individuell gefunden werden. Wenn Sie sich länger unglücklich fühlen, dann wissen Sie nun, dass bei Ihnen dieses Gleichgewicht nicht vorhanden ist. Dann müssen Sie versuchen, die Gewichtungen zu verändern, bis Sie das Verhältnis gefunden haben, das Ihnen entspricht.

Nach der Bedürfnispyramide von Maslow müssen wir Menschen immer danach streben, mehr zu erreichen. Erfolg macht uns zwar glücklich, doch wird immer davon begleitet, dass ein neues Bedürfnis erwacht. Wird dieses nicht befriedigt, fühlen wir uns gestresst und unglücklich. Danach ist es nötig, dass Sie sich ein Ziel setzen, das dem jeweiligen Level entspricht, und dieses verwirklichen. Je mehr Sie erreichen, desto mehr werden die Erfolge Ihnen Glück und Zufriedenheit bringen. Nur durch mehr Erfolge können Sie jedoch diese Gefühle behalten.

„Gehe nur emsig in dich, wer weiß in welche Labyrinthe du dabei gerätst.“
Martin Gerhard Reisenberg

Japanische Philosophie und westliche Wissenschaft – Das eigene Glück finden und mit Unglück fertigwerden

Der Mensch ist ein kompliziertes Wesen. Unsere Natur, unser Wissen und unser Glauben bestimmen uns. Daher ist es mitunter nicht leicht, das eigene Glück zu finden oder mit Unglück fertigzuwerden. Oft jedoch beginnt die Suche nach dem Glück, wenn man unglücklich ist. Daher sollten Sie an diesem Punkt ansetzen, wenn Sie nach innerer Ruhe und Zufriedenheit streben.

Unser Unglück

Unglück gibt es im Wesentlichen in zwei Arten. Das eine ist ein Schicksalsschlag. Das kann der Verlust eines geliebten Menschen, des Einkommens oder eine schwere Krankheit sein. Das andere ist eine lange Form des Unglücklichseins, mit der wir uns seit Monaten, wenn nicht sogar schon Jahren herumschleppen.

Schicksalsschläge

Mit Schicksalsschlägen fertigzuwerden ist immer eine Form der akuten Hilfe. Das Gespräch mit Freunden oder der Familie bei dem Verlust eines geliebten Menschen hilft. Das Finden eines neuen Jobs gibt neue Möglichkeiten. Der Kampf gegen die Krankheit gibt ein neues Ziel. Das alles sind schwere Herausforderungen, doch mit ihnen lässt sich fertigwerden. Dazu kommt, dass die Zeit viele Wunden heilt.

Körperliche Ursachen

Was jedoch die meisten Leser dieses Buch interessieren dürfte, ist der Umgang mit dem Gefühl des Unglücklichseins, das sie schon seit einer langen Zeit mit sich herumtragen. Viele kennen es. Die einen denken, sie haben Burnout, andere entwickeln CFS und in schweren Fällen kann es sogar zu einer Depression kommen.

In solchen Fällen können zwei Probleme dahinterstecken. Die eine ist biologischer Natur. Fühlen Sie sich ständig unglücklich, selbst dann, wenn Sie eigentlich Freude empfinden sollten, kann das chemische Ursachen haben. Es kann eine Veranlagung vorliegen, die für einen zu niedrigen Serotonin-Spiegel verantwortlich ist oder es kann an Dopamin fehlen.

Auch kann die Ernährung dem Körper einfach Stoffe vorenthalten, deren Fehlen auf die Stimmung schlägt. Das kann etwas so einfaches, wie Wasser sein. Wer zu wenig trinkt, geht die Gefahr ein, sich auch mental nicht gut zu fühlen. Oft steckt auch ein Vitaminmangel dahinter. Sobald dieser zu groß wird, entwickeln wir Nervosität, Angstgefühle und haben insgesamt eine schlechte Laune. Hier hilft einfach, mehr in die Sonne zu gehen und die eigene Ernährung zu verbessern.

Die Lebenssituation

In den meisten Fällen steckt jedoch hinter dem permanenten Gefühl, unglücklich zu sein, unsere Lebenssituation. Dann handelt es sich bei unserer Stimmungslage um eine Warnung unseres Unterbewusstseins, dass uns etwas Wichtiges fehlt.

Das Problem ist es hier, dass es uns unsere Natur nicht einfach macht. Sie teilt uns nicht gleich das mit, was uns fehlt. Stattdessen müssen Sie selbst an sich arbeiten, sich beobachten und verschiedene Dinge probieren, um herauszufinden, was Sie brauchen.

Ein Gefühl der Unzufriedenheit ist ein deutliches Warnzeichen, dass etwas in Ihrem Leben fehlt.

Folgen Sie der Lehre des Ikigai in der originalen Version, dann brauchen Sie etwas, das Ihr Leben lebenswert macht. Das heißt, Sie brauchen einen Grund, warum Sie am Morgen aufstehen wollen, auch wenn Sie wissen, dass es am Tag wieder eine Menge Probleme gibt.

Schauen Sie sich die westliche Auslegung an, dann müssen Sie das Gleichgewicht für Ihr Leben finden. Überbewerten Sie Ihre Arbeit, unterbewerten Sie Ihre Freunde und Familie? Nehmen Sie sich Zeit und probieren Sie einfach eine andere Gewichtung aus. Bald merken Sie, welche Balance genau richtig für Sie ist.

Nach der Bedürfnispyramide kann es aber auch sein, dass Sie einfach alles erreicht haben, was in Ihrer Situation wichtig ist und nun das nächste Level anstreben müssen. Dann sind Sie unruhig nicht daher, weil etwas in Ihrem Leben falsch gelaufen ist oder Sie eine falsche Entscheidung getroffen haben. Vielmehr haben Sie nur aufgehört, mehr erreichen zu wollen. Dann müssen Sie sich aufraffen und etwas Neues angehen.

Das Glück und innere Ruhe mit dem Ikigai finden

Das Gute ist, dass das Ikigai als japanische Philosophie, die Lehre von der Lebensbalance und die Bedürfnispyramide von Maslow gar nicht so verschieden sind, wenn es um die Anwendung geht. Richten Sie sich nach dem Ikigai, werden Sie etwas finden, was Sie gerne tun. Hierbei kann es sich um alles handeln, was sie möchten, eine Arbeit, ein Hobby, einfach nur eine momentane Beschäftigung, es muss Ihnen nur Spaß machen.

Damit rücken Sie sich selbst in den Mittelpunkt und verschieben die Balance Ihres Lebens in eine neue Richtung, eine Richtung, die Ihnen zusagt. Zugleich streben Sie nach etwas Neuem, auch wenn Sie sich auf etwas beziehen, das in Ihrer Vergangenheit liegt. Sie haben ein Ziel, nämlich herauszufinden, was Ihnen gefällt und dieses umzusetzen. Damit folgen Sie auch der Bedürfnispyramide.

Nach der zweiten Säule des Ikigai geben Sie der Welt etwas, das diese von Ihnen persönlich benötigt. Das heißt auch hier, dass Sie wieder das Gleichgewicht Ihres Lebens verschieben und Sie begeben sich auf ein neues Level der Bedürfnispyramide, nämlich der Anerkennung. Das heißt, auch hier fließen wieder die Philosophie aus Japan und die westlichen Lehren zusammen.

Finden Sie nach der dritten Säule des Ikigai etwas, das Ihnen Geld bringt, dann erfüllen Sie damit auch das Modell der Lebensbalance. Zugleich streben Sie nach einem besseren Einkommen, sei es durch mehr Geld oder eine bessere Arbeit. Auch das entspricht der Bedürfnispyramide.

Finden Sie Ihre Talente und Stärken, dann ermöglicht das Ihnen erneut, Ihr Gleichgewicht im Leben zu justieren. Auch hier streben Sie wieder nach mehr in der Bedürfnispyramide. Auch hier vereinen sich die Philosophie aus Japan und die Lehren des Westens.

Erkennen Sie sich und passen Sie Ihr Leben an sich an.

Das heißt, zusammengefasst, dass Sie an sich arbeiten müssen, um glücklich zu sein. An sich zu arbeiten, heißt jedoch nicht, sich zu verändern. Stattdessen heißt es, herauszufinden, was Ihnen wichtig ist, was Sie möchten, was Sie brauchen und dieses umzusetzen. Das heißt, Sie arbeiten an sich zuerst um das Ziel zu finden und dann an Ihrem Leben, um es zu erreichen.

Innere Ruhe finden

Innere Ruhe kommt von Zufriedenheit. Zufriedenheit kommt davon, eigene Ziele erreicht und sich die eigenen Wünsche erfüllt zu haben. Dafür aber müssen Sie wissen, was Ihre Ziele und Ihre Wünsche sind. Das heißt in wenigen Worten, innere Ruhe kommt von Erfolg.

Arbeiten Sie an sich selbst, um Ihre Bedürfnisse zu entdecken, dann haben Sie ein Ziel. Erkennen Sie sich selbst, haben Sie Ihr Ziel erreicht. Ändern Sie sich und Sie erkennen dies und passen Ihre Ziele und Wünsche an, ist das ein neuer Erfolg.

Haben Sie Ihre Wünsche und Ziele festgelegt, dann arbeiten Sie daran, diese zu erreichen. Dafür unternehmen Sie viele kleine Schritte, die jeder selbst ein Erfolg bringt. Dann ist es sogar unerheblich, ob Sie am Ende alles erreichen. Schon auf dem Weg zu Ihrem Ziel erringen Sie einen Erfolg nach dem anderen. Schauen Sie zurück, dann sehen Sie keine Leere, sondern einen langen Weg mit Errungenschaften. Dann sind Sie zufrieden mit sich selbst und dann haben Sie innere Ruhe.

Der Erfolg gibt ihnen darüber hinaus Selbstvertrauen. Damit hat Stress bei Ihnen keine Chance mehr, denn Sie wissen, dass Sie alles erreichen können. Sie lassen sich von Herausforderungen nicht mehr unterkriegen, sondern sehen darin nur eine neue Möglichkeit, sich zu beweisen.

Erfolg gibt Selbstvertrauen. Erfolg gibt Zufriedenheit. Selbstvertrauen und Zufriedenheit zusammen geben innere Ruhe.

Am Anfang mögen Sie straucheln, doch je mehr Erfahrung Sie sammeln, desto mehr werden Sie auf dem Weg zu Ihren Zielen richtigmachen. Desto mehr Erfolge werden Sie erringen und desto mehr werden Sie sich selbst vertrauen, bis Sie auf einmal feststellen, dass Sie zufrieden innerlich ganz ruhig geworden sind.

Fazit

Das Ikigai, das Modell der Lebensbalance und die Bedürfnispyramide schauen auf das gleiche Problem aus einem jeweils unterschiedlichen Winkel. Folgen Sie dem Ikigai, dann folgen Sie auch dem Geist der anderen Modelle. Wollen Sie jedoch auf Dauer Ruhe und Glück, dann müssen Sie beides auf eine Reihe von Erfolgen aufbauen. Dafür bringt Ihnen das Ikigai die Ziele, die Lebensbalance einen Anhalt und die Bedürfnispyramide die Motivation.

Bonus Kapitel – Meditation

Ein weiterer Weg, das gefühlte Unglück zu verringern, ist die Meditation. Dabei konzentrieren Sie sich bewusst und richten Ihren Fokus auf sich und die Gegenwart. Das hilft Ihnen, sich selbst zu erkennen und damit zu verstehen, was Sie für Ihr Leben brauchen. Darüber hinaus ist die Meditation geeignet, bei großem Stress sofort Ruhe zu bringen.

Warum sollten Sie meditieren

Die Meditation als solche sorgt direkt dafür, dass Sie Ihren Körper und Ihren Geist entspannen. Damit bauen Sie sofort Stress ab. Darüber hinaus lassen Sie Ihren Gefühlen freien Lauf, so dass diese Ihnen den Weg zu Ihrem Selbst weisen können. Auch empfinden Sie mehr Geduld, Liebe, Vergebung und Mitgefühl.

Meditation lässt den Stress von Ihnen abfallen und hilft Ihnen, sich selbst und Ihre Werte zu finden.

Zusätzlich sind Sie mit der Meditation in der Lage, Ihr Bewusstsein zu erweitern und Erleuchtung zu erlangen. Das heißt, Sie werden mehr Dinge verstehen, nicht nur sich selbst, sondern auch andere Menschen, andere Vorgänge und warum etwas geschieht.

Meditation ganz einfach

Das Grundsätzliche des Meditierens, egal, nach welcher Technik dabei vorgegangen wird, ist es, dass Sie Ihren Fokus auf sich selbst und die Gegenwart bringen. Das lässt sich auf verschiedenen Wegen bewerkstelligen.

Die Konzentrationsmeditation

Bei der Konzentrationsmeditation geht es darum, sich auf etwas Bestimmtes zu konzentrieren. Dafür setzen oder legen Sie sich gemütlich hin und dann suchen Sie sich etwas aus, auf dass Sie Ihre Gedanken richten. Das kann Ihr Atem, ein Körperteil, ein Mantra oder ein Objekt, zum Beispiel die Flamme einer Kerze, sein.

Die Achtsamkeitsmeditation

Bei der Achtsamkeitsmeditation legen oder setzen Sie sich entspannt hin. Dann beachten Sie alle Gedanken oder Gefühle, die in Ihnen aufkommen. Das heißt, Sie lenken diese nicht, sondern Sie beobachten, wie Sie in Ihrem Bewusstsein erscheinen.

Der Bodyscan

Der Bodyscan ist eine Meditation, bei der Sie sich auf Ihren Körper konzentrieren. Setzen oder legen Sie sich dafür hin und nehmen Sie nun einen Körperteil nach dem anderen ganz bewusst wahr.

Tipps zur Meditation

Suchen Sie sich die Meditationsform aus, die Sie am meisten anspricht. Sie können auch gerne mehr als eine Technik anwenden und erst einmal ausprobieren. Sie werden bald von allein bei der bleiben, die sich für Sie am meisten bewährt hat.

Suchen Sie sich einen ruhigen Platz daheim aus. Dort sollte Sie niemand stören. Auch sollte es keine lauten Geräusche geben und natürlich sollte der Fernseher und das Handy ausgeschaltet sein.

Richten Sie sich einen festen Platz zum Meditieren ein. Damit wird es Ihnen leichter fallen, sich dort zu entspannen. Statten Sie den Platz mit all dem aus, das Ihnen Entspannung bringt, zum Beispiel eine Matte, ein schönes Bild oder ein Amulett, Kerzen, was auch immer Ihnen Ruhe gibt.

Erzwingen Sie die Entspannung nicht. Lassen Sie es einfach geschehen. Gerade am Anfang, wenn Sie unter starken Stress stehen, wird dies nicht so einfach sein. Wiederholen Sie die Übung dann jeden Tag zur gleichen Zeit. Dann wird sich Ihr Verstand von allein darauf einstellen und Sie werden sehen, dass die Meditation bald funktioniert.

Meditieren Sie nicht zu lange. Schon 5 Minuten sind ausreichend. Sie können aber auch gern bis zu 15 Minuten meditieren. Das hängt ganz von Ihnen ab, wie viel Zeit Sie erübrigen können. Dafür sollten Sie sich auch einen Wecker stellen oder einen Alarm in Ihrem Handy eingeben. Auf diese Weise können Sie sich wirklich entspannen und brauchen nicht mit einem Auge auf die Uhr zu schielen.

Es ist unwichtig, ob Sie sich zur Meditation hinlegen oder hinsetzen. Nehmen Sie die Haltung ein, die Ihnen gefällt. Gerade am Anfang ist es wichtig, die gewählte Haltung bei allen folgenden Meditationen beizubehalten. Auch sollten Sie am Anfang bequeme Kleidung tragen. Haben Sie sich an das Meditieren gewöhnt, können Sie es bald in jeder Haltung und jeder Kleidung anwenden.

Fazit

Die Meditation lässt sich leicht in Ihr Leben einbauen, denn Sie brauchend dafür wenige Minuten am Tag einzuplanen. Im Gegenzug bekommen Sie innere Ruhe und einen einfachen Weg zu einer echten Selbsterkenntnis.

Meditieren Sie an einem ruhigen Ort jeden Tag zur gleichen Zeit. Tragen Sie bequeme Kleidung und achten Sie auf eine bequeme Situation. Bauen Sie sich ein kleines Sanktuarium und praktizieren Sie die Meditation, bis Sie an jedem Ort und zu jeder Zeit darüber Entspannung und Erleichterung erfahren können.

Deinen Ikigai finden

1) Was machst du gerne?

2) Was kannst du so richtig gut?

3) Wofür wirst du bezahlt? Wofür könntest du in Zukunft bezahlt werden?

4) Was braucht die Welt?

5) Wofür bedanken sich andere Menschen bei dir?

6) Welche Stärken haben andere, die die dir nahestehen, an dir festgestellt?

7) Welche Talente hast du, von denen sonst niemand etwas weiß?

8) Welche Charaktereigenschaften bewunderst du am meisten bei anderen?

9) Was wolltest du einmal werden, als du noch im Kindesalter warst?

10) Wenn du unbegrenzte Ressourcen wie Zeit, monetäre Mittel und Energie hättest, was würdest du tun?

11) Wovon hat dich deine Angst bisher zurückgehalten?

12) Was würdest du tun, wenn du nicht scheitern könntest?

13) Womit beschäftigst du dich während Tagträumen?

14) Bei welchen Tätigkeiten vergisst du die Zeit?

Printed in Poland
by Amazon Fulfillment
Poland Sp. z o.o., Wrocław

32256309R00052